Anthropologie de la souffrance psychique et sociale

Le contexte psychosocial algérien

Cultures et Médecines

Dirigée par Claudine Brelet

Toute médecine est "traditionnelle". Chacune est le produit d'une culture, d'une tradition, dont découle une certaine perception du monde et de l'être humain donnant du sens à la souffrance et à la maladie, à la naissance et à la mort… De cette vision du monde dépendent aussi une manière de diagnostiquer, des techniques et des pratiques, et les normes autour desquelles s'institutionnalise la relation soignant-soigné au sein d'une même culture. Depuis 1948, l'OMS a encouragé les soignants formés à la médecine occidentale classique à tenir compte de l'approche holistique de l'être humain et du caractère préventif des "ethnomédecines". La mondialisation n'est pas qu'économique… À l'instar des musiques du monde s'enrichissant réciproquement, le pluralisme médical présenté dans cette collection témoigne comment et pourquoi soignants et soignés peuvent bénéficier de l'intégration de la diversité culturelle dans le domaine de la santé.

Dernières parutions

Claudine BRELET, *Anthrop'eau. L'anthropologie de l'eau racontée aux hydrologues, ingénieurs et autres professionnels de l'eau*, 2012.
Nicolas KOPP, Marie-Pierre RETHY, Claudine BRELET et François CHAPUIS (Sous la dir. de), *Ethique médicale interculturelle. Regards francophones*, 2006.
Bony GUIBLEHON, *Les Hommes-panthères. Rites et pratiques magico-thérapeutiques chez les Wè de Côte d'Ivoire*, 2007.

Mourad Merdaci

Anthropologie de la souffrance psychique et sociale

Le contexte psychosocial algérien

Préface de Claudine Brelet

L'Harmattan

Du même auteur

Aux éditions Médersa, Constantine
Collection 96
Fractures algériennes, 2011
Collection *Pluriel*
Adolescence. Une clinique sociale, 2010
Enfance & violences. Psychopathologies, 2006
Organisations psychiques et psychopathologies, 2005
Collection *Méthodes*
Diagnostic psychopathologique.
Méthodes & cliniques projectives, 2009
Guidance de l'examen psychologique.
Théories, méthodes, cliniques, 2008
Enfance & drogues. Stratégies préventives, 2005
Collection *Cursus*
Psychopathologies de l'adulte, 2011
Psychopathologies de l'enfant et de l'adolescent, 2011
Rorschach. Théorie & pratique, 2011
Psychopathologies de la violence. Monographie descriptive, 2010
Eléments de psychopathologie & de psychothérapie, 2008

Aux éditions L'Harmattan, Paris
Folies & clinique sociale en Algérie, 2009
Collection *Histoire et Perspectives Méditerranéennes*
Enfants abandonnés en Algérie.
Une clinique des origines, 2007

Aux éditions de l'Office des publications universitaires, Alger
Une psychologie du champ algérien.
Eléments de clinique sociale, 2010

5-7, rue de l'Ecole-Polytechnique, 75005 Paris

http://www.librairieharmattan.com
diffusion.harmattan@wanadoo.fr
harmattan1@wanadoo.fr

ISBN : 978-2-336-00405-1
EAN : 9782336004051

En hommage à mes parents

Ce qui compte dans les choses dites par les hommes, ce n'est pas tellement ce qu'ils auraient pensé en deçà et au delà d'elles, mais ce qui d'entrée de jeu les systématise, les rendant pour le reste du temps, indéfiniment accessibles à de nouveaux discours et ouvertes à la tâche de les transformer.

Michel Foucault, 1963.

Préface

L'anthropologie de la souffrance psychique et sociale que propose ici Mourad Merdaci, témoigne du désarroi et de l'incertitude provoqués par l'état de crise généralisée – politico-financière, climato-environnementale, sanitaire – dans laquelle l'humanité est actuellement plongée. Dire la souffrance est un premier pas vers sa guérison.

La mondialisation a rendu toutes les frontières (culturelles, économiques, politiques…) si floues que la nosologie des souffrances identifiées dans le contexte psychosocial algérien par cet éminent docteur en psychologie clinique dépasse les données de la Région méditerranéenne pour rejoindre notre part commune de souffrances, quel que soit le point du globe où nous vivons. Et pour remettre en question les valeurs d'une réalité quotidienne déchirante, notre réalité à tous dans ce grand village qu'est devenue la planète Terre.

La compassion de cet humaniste et fin lettré renoue avec celle des grands médecins arabes, scientifiques autant que philosophes, dont les principes établirent le lien entre la nature biologique et psychique de l'être humain, lien si absent de la médecine prédominant de manière techno-scientifique. C'est cependant à la médecine arabe, fondée sur la conservation de la santé – sa prévention, dirait-on aujourd'hui – et sur le respect d'un certain nombre de règles d'hygiène, avant le traitement par les médicaments composés et la chirurgie, que la culture occidentale a pu sortir d'un certain obscurantisme médiéval en bénéficiant de connaissances héritées de l'Antiquité égyptienne et grecque, de l'Inde et de la Perse, et avoir l'idée de construire ses premières écoles de médecine et ses hôpitaux, tout d'abord à Montpellier, la faculté de médecine la plus ancienne de France.

Cet ouvrage donne à penser que la souffrance psychique et sociale croissante est le fait de notre modernisation. L'être humain n'est plus au centre des projets politiques qui ne visent guère aujourd'hui au bien-être des citoyens, pourtant principe fondamental de la démocratie. Dans le domaine médical, l'auscultation technologique et l'ordonnance de tranquillisants se sont substituées à l'écoute et au regard attentif du médecin maintenant entré dans la catégorie des techniciens légitimant un système industriel obéissant à des paramètres financiers.

La santé publique est pourtant souvent définie comme la science et l'art de la prévention de la maladie, de la prolongation de la durée de vie et de la promotion de la santé ainsi que du bien-être organisé par l'effort collectif… Si nous nous référons à l'OMS, à sa définition universelle de la santé mentale – « un état de bien-être dans lequel l'individu réalise ses propres capacités, peut faire face aux tensions ordinaires de la vie, travailler avec succès et de manière productive, et être en mesure d'apporter une contribution à la communauté », nous ne pouvons que constater combien nos modes de vie actuels rendent urgent de demander aux décideurs d'écouter la souffrance psychique et sociale qui ne fait, en réalité, que traduire un très profond malaise général, un malaise civilisationnel.

Le regard de Mourad Merdaci nous entraîne, en effet, à nous interroger sur cette civilisation mortifère qui tisse notre vie quotidienne. Un regard qui n'est pas sans rappeler la manière dont Maurice Leenhart concevait l'anthropologie, au sens le plus profond du terme désignant notre science : « Des yeux, il va jusques au cœur, et par le mouvement du dehors, il connaît ce qui se passe au-dedans »[1]. Un regard où se rejoignent ici l'idéal de

[1] LEENHART, M. *Gens de la Grande Terre.* Paris, Gallimard, 1937 : 7.

l'anthropologue et celui du psychologue clinicien. En reconnaissant ce qu'il y a de plus individuel dans la souffrance, Mourad Merdaci met au jour ce qu'elle a de plus universel et rejoint ce courant qu'est celui de l'anthropologie éthique, impliquée dans sa responsabilité sociale et collective.

La souffrance psychique et sociale, partout, a les mêmes causes : difficultés socio-économiques, système éducatif inadapté, crise de la famille, fracture du lien social, violences exercées sur les femmes et les enfants, résultant souvent dans leur ensemble de ces maux modernes que sont le chômage, la précarité et la pauvreté, alors que les nouvelles technologies de la communication font briller de mille paillettes le monde factice des petits ou grands écrans qui, en accroissant sans cesse de multiples frustrations issues d'inégalités croissantes, ne font que fragiliser les esprits et finir par se somatiser en douleurs physiques. Car tous ces faits et événements douloureux de la vie peuvent à tout instant fragiliser chacun d'entre nous. Partout, la souffrance est le révélateur de phénomènes de violence et de domination souvent conjugués à l'indifférence ou à un sentiment d'impuissance de la part de l'entourage de celles et ceux qui souffrent. Si, selon la définition donnée en 1994 par l'Association internationale pour l'étude de la souffrance[2], « la souffrance est toujours subjective », elle ne s'en manifeste pas moins par des symptômes très objectifs, allant de troubles du sommeil et de la nutrition à une dépression du système immunitaire, voire d'une sur-dépendance et d'une consommation de substances licites et illicites en tous genres à la dépression pouvant aller jusqu'au suicide.

La souffrance a-t-elle un sens ? Si le bouddhisme enseigne que « toute souffrance est inutile », elle révèle combien notre monde

---

[2] Créée en 1973, l'*International Association for the Study of Pain (IASP)* est une association professionnelle internationale consacrée à la recherche, la pratique clinique et la formation dans le domaine de la douleur. Voir : http://www.iasp-pain.org

actuel est vraiment très malade lorsque l'on veut bien se référer à la définition universelle de la santé, que chaque État membre de l'OMS devrait pourtant connaître et appliquer en tant que déterminant de leur santé publique : « La santé est un état de complet bien-être physique, mental et social, et ne consiste pas seulement en une absence de maladie ou d'infirmité »[3]. En réalité, oui, toute souffrance est inutile, et véritablement intolérable dans un monde où l'utopie de la Modernité donnait à croire que les progrès de la médecine techno-scientifique et l'amélioration des traitements médicamenteux permettraient à chacune et à chacun de vivre dans un état de complet bien-être, y compris social.

Or, il est maintenant de plus en plus admis que si les traitements médicamenteux peuvent contribuer à atténuer la souffrance psychique, ils ne font que l'effacer sans en éliminer la cause ou, plutôt, les causes, car elle est le plus souvent d'origine socialement plurielle. Elle manifeste une dysharmonie non seulement individuelle intérieure, mais aussi collective. Symptôme criant d'un déséquilibre social, ses premières victimes sont les plus fragiles : enfants, femmes et personnes âgées, dont les souffrances sont en majorité enfouies dans les oubliettes de nos bureaucraties modernes.

De fait, la souffrance psychique et sociale est un véritable scandale éthique, miroir où se reflète le plus souvent l'absence de considération pour l'autre. Et, au bout du compte, elle coûte très cher à nos États en dépenses non seulement sociales, mais également médicales, hospitalières et pharmaceutiques, et donc très cher à nous mêmes, simples contribuables.

---

[3] Préambule à la *Constitution de l'Organisation mondiale de la Santé,* tel qu'adopté par la Conférence internationale sur la Santé, New York, 19-22 juin 1946, signé le 22 juillet 1946 par les représentants de 61 Etats. 1946 (Actes officiels de l'Organisation mondiale de la Santé, n° 2, p. 100) et entré en vigueur le 7 avril 1948.

L'état de la santé du monde est de plus en plus souvent comparé à la situation sanitaire catastrophique qui vit la création de l'Organisation mondiale de la Santé au lendemain de la Seconde Guerre mondiale. Alors, celui de l'éducation n'étant pas meilleur, l'UNESCO chargea l'anthropologue Alfred Métraux de concevoir une méthode destinée à lancer ce qui fut le premier projet international d'éducation fondamentale et qui, historiquement depuis, constitue le premier projet de développement durable. Alfred Métraux y définit l'anthropologue comme « une personne vers qui les experts peuvent se tourner pour comprendre le matériau humain avec lequel ils doivent travailler »[4].

Certes, en 2005, la *Charte de Bangkok* a posé les responsabilités du secteur politique, de la société civile, du secteur privé, des organisations internationales et de la communauté de santé publique et réitéré le principe du droit à la meilleure santé possible pour chacun, déjà présent dans la *Déclaration universelle des droits humains* (1948), afin que la santé occupe une place centrale dans le développement mondial[5]. Mais qu'en est-il depuis ?

Cet ouvrage ne peut qu'inviter tout citoyen de par le monde à clamer haut et fort l'urgence de faire appel à des anthropologues dont les connaissances se fondent sur la réalité vivante plutôt qu'à certains experts dont l'approche est trop souvent purement théorique et biaisée par d'abstraites considérations économiques, si ce n'est financières. Il est urgent qu'aux vœux pieux des décideurs succède une éthique cherchant à répondre aux besoins humains essentiels, matériels et symboliques. Lorsque les besoins en alimentation, santé, éducation, habitat, transports, etc., ne sont pas satisfaits, la dignité humaine est en péril. C'est à cette dignité fondamentale que cet ouvrage du Dr Mourad Merdaci, véritable

---

[4] MÉTRAUX, Alfred. *Fundamental Education*, Educ/63. Paris, UNESCO, 2 avril 1948.

[5] http://www.who.int/mediacentre/news/releases/2005/pr34/fr/index.html

chef d'œuvre d'humanisme, invite les décideurs à réfléchir au lieu de se perdre en vœux pieux et, selon l'expression de Rabelais (qui fit ses études médicales à Montpellier), en « paroles gelées »[6] ou « petites bulles de langage prises dans la glace flottant dans le ciel ».

Claudine BRELET

Journée mondiale de la santé mentale – Paris, 10 octobre 2012

---

[6] Cf. RABELAIS, F. *Le Quart Livre : Comment entre les parolles gelées Pantagruel trouva des motz de gueule,* chapitre LVI, 1552.

Avant-propos

Les caractéristiques sociobiologiques, politiques, économiques et psychologiques de la société algérienne sont marquées, aujourd'hui, par une dimension mutante et réfractaire. Il en est ainsi des richesses soudaines, du mode d'emploi de l'autorité familiale ou de l'hybridation du dogme religieux dans la combinaison inédite du string et du hidjab. *Ce constat montre une société improbable et, particulièrement, le déplacement des vulnérabilités psychosociales sur de nouveaux territoires humains. Les transformations structurales de la société, ainsi que les modalités de définition et de qualification des statuts, ne sont plus lisibles. Aussi posent-elles la question des lignes de partage entre les critères normatifs et les critères de l'assimilation tout en fragilisant les légitimités historiques individuelles et groupales et la référence de liens immatériels fondés dans la culture, le rapport à l'école et la tradition du travail. De nouveaux intercesseurs se sont substitués aux marqueurs habituels. Ils sont consacrés par la puissance du corps sexuel, le pouvoir de l'argent et la binationalité. Il s'agit d'une situation où les contenants anthropologiques ne sont plus définis ni entrevus dans les contingences matérielles qui formatent un succédané de la vie de millions d'êtres sans amplitude émotionnelle, sans subjectivité, sans rêves, sans capacité de parole et sans qualité de personne.*

La création dans le champ social de nouveaux réflexes de ralliement, d'organisation et de mise en contexte des communications et du langage social confère une modalité dépressive, souvent déterminée par le sentiment de fracture des origines endogènes, comme une imposition d'émotions séparatrices. Ainsi, des prédicteurs de dépréciation sont référés aux privations nombreuses, à l'absence de suppléances et à la disqualification humaine et affective en l'absence de capacité de séduction. Ils sont surdéterminés par la fermeture de l'information ou son accaparement par des acteurs et des groupes cooptés ainsi que par les barrages du champ de l'intersubjectivité, les ségrégations ethniques et politiques. L'exurbanisation de vastes ensembles humains et d'individus fragilisés par la misère et l'exclusion confère aussi une migration intérieure corrélée à la perte du sens de la vie.

La difficulté à vivre ensemble pousse les hommes et les femmes, les adolescents sans attaches, vers de nouveaux réseaux d'affiliation et de complétude afin de juguler leur souffrance psychique et sociale. Ces mouvements, institués dans un rapport continu aux formes survalorisées socialement de prises de risque et de dépendance à l'argent, au sexe, à l'exposition publique et au pouvoir, ont pu, pour des motifs connexes, constituer des règles d'enchaînement de besoins divers conçus alors comme des remparts face au malaise à être. Le désespoir des hommes les presse encore vers des inclinations mortifères de violences produites ou envisagées. Dans la réalité algérienne, les suicidaires en illustrent une catégorie de douleur rentrée, indicative d'une dimension psychopathologique des productions sociales.

Théories

Des liens de la souffrance

La souffrance, de nature psychique, sociale et biologique, est caractérisée par l'inachèvement et l'attente, la perte et la séparation, le refoulement et le deuil[7]. Elle est spécifiée par la durée et le type de compromis qu'elle engage chez le sujet[8]. Elle révèle alors les capacités d'endurance et le mouvement de rétractation psychique, mentale et biologique qui affecte la personne quand la blessure devient une douleur incontrôlable. D. Nasio (1996) situe l'apparition de la douleur psychique dans la situation où le Moi enregistre un bouleversement interne et une tension immaîtrisable[9]. Davantage que le déplaisir, la souffrance psychique s'organise autour du sentiment de perte de liens intimes. Cette perte est fondée comme un deuil[10]. Au-delà de la douleur physique dans la lésion des organes internes ou dans le dysfonctionnement du corps, la douleur psychique est flottante, imprescriptible à un territoire particulier et traverse les dimensions totales de l'imaginaire, de la mémoire et des représentations mentales, politiques et sociales. Elle marque l'émergence d'une *clinique sociale* où se constituent les tourments générés par la transformation du groupe social et des personnes[11].

M. Autès (2001) entrevoit la souffrance dans l'ordre du sentiment, de l'éprouvé et de la subjectivation de l'interaction

---

[7] NASIO, J. D. *Le livre de la douleur et de l'amour.* Paris, Payot, 1996.

[8] VERGELY, B. *La souffrance. Recherche du sens perdu.* Paris, Gallimard, 1997.

[9] NASIO, J. D, *Idem.*

[10] CHABERT, C., KAËS, R, LANOUZIÈRES, J., SCHNIEWIND, A. *Figures de la dépression.* Paris, Dunod, 2005.

[11] MERDACI, M. « Argumentaire de la clinique sociale », *Champs. Psychopathologies et clinique sociale,* Constantine, Médersa, Vol. 1, 1, *Repenser la violence,* 2005a : 7-15.

sociale. Dans ces configurations, la souffrance peut constituer une voie pour la maladie[12].

La souffrance psychique se définit alors comme un indicateur de précarité sociale et de déconstruction des liens organisés sur les lieux du social[13]. Selon P. Jacques (2004), la notion de souffrance psychique désigne l'articulation du psychique, du somatique et du social dans la mesure où les inégalités imprègnent les corps[14]. Elle est recherche du sens et du non-sens de la douleur[15].

R. Kaës (2001) observe : « La radicale insuffisance des institutions sociales entretient la souffrance psychique : la souffrance survient dès que sont mises en défaut nos capacités de maintenir la continuité et l'intégrité de notre moi, sitôt que nous reprenons contact avec la détresse primitive, dès que nos identifications fondamentales sont menacées, lorsque la confiance disparaît »[16]. P. Ricœur (1994) envisage la souffrance psychique sur deux axes : l'axe de l'altération du rapport à soi et à autrui où la souffrance est une expérience insubstituable, incommunicable et source d'hostilité et l'axe de la diminution de la puissance d'agir, caractérisant l'impuissance à dire, à faire et à se raconter[17].

S. Freud (1971) rattache la souffrance à diverses sources :

- le rapport au corps en raison des processus de dysfonctionnement, d'altération et de dégénérescence ;
- le monde extérieur et la configuration de forces invincibles qui le caractérisent ;

---

12 AUTÈS, M. « Souffrance psychique : une notion carrefour », 2_CPER_souffrance [en ligne]

13 FURTOS, J. *Les cliniques de la précarité. Contexte social, psychopathologie et dispositifs.* Paris, Masson, 2008.

14 JACQUES, P. « Souffrance psychique et souffrance sociale », *Pensée plurielle.* Bruxelles, De Boeck, 2, 8, 2004 : 21-29.

15 VERGELY, B. *Op. cit.*

16 KAËS, R. « Souffrance psychique et violence de civilisation », *Rhizome,* N° 5- Juillet 2001, Dossier *La souffrance psychique.*

17 RICOEUR, P. « La souffrance n'est pas la douleur », *Autrement,* 12, 1994.

- les rapports à autrui, particulièrement insurmontables et contraignants[18].

La maladie, la migration et l'exclusion engagent un rapport nouveau à soi-même, à son corps et à son entourage et déterminent des réseaux complexes de reconstruction accompagnés de souffrance psychique et sociale, au-delà de la douleur, capables de marquer la désubjectivation de la personne et la désymbolisation de ses objets[19].

La dissociation des liens d'estime et des complémentarités est le corollaire d'un sentiment profond de perte d'objet, de doute et de disqualification. La douleur psychique, qui marque un territoire endogène, entretient un rapport à l'angoisse qui apparaît comme une réaction au danger, ainsi qu'une anticipation de celui-ci[20]. La souffrance psychique suppose un travail sur la possibilité de communiquer sur soi et sur la continuité du rapport à autrui. Cependant, dans la conjoncture particulière de la souffrance psychique, la réparation alléguée aux communications est barrée par une modalité suspensive qui réunit la dépression, l'inefficience des soins et des substitutions, la dissolution des soutiens habituels et modérateurs, la perte de l'estime et l'accès à la solitude[21].

La souffrance entretient un lien particulier avec les émotions. L'émotionnalité est une gestion spécifique des affects psychiques et mentaux, des limites de la perception et de la communication à soi et aux autres. D. Le Breton (1998) introduit, sur les équilibres psychiques et sur l'homéostasie du corps, l'impact du mode de construction sociale des émotions. Il fait le rappel de la description de M. Mauss de l'induction sociale de l'« expression obligatoire des sentiments » qui imprègne la personne et lui assigne de produire les affects spécifiques aux conjonctures événementielles ou conflictuelles du groupe d'appartenance, car les émotions produites, notamment dans la mise en scène des corps, sont symbolisées et constitutives du langage de

---

[18] FREUD, S. *Malaise dans la civilisation*. Paris, PUF, 1971.

[19] KAËS, R. 2001, *Op. cit.*

[20] MERDACI, M. *Psychopathologies de l'adulte*. Constantine, Médersa, 2011a.

[21] FURTOS, J. *Op. cit.*

reconnaissance adopté par le groupe pour garantir sa permanence[22].

De même, l'élaboration, le ressourcement, l'expression et le refoulement des émotions dans les situations de rupture ou de maladies graves, de rapport à la mort et de processus thérapeutique complexe, indiquent comment est définie la dimension de réciprocité et de partage dans les situations de vulnérabilité[23].

La souffrance psychique est indissociable de la souffrance sociale et partage avec elle les mêmes approches en termes de santé et de maladie. Le lien entre souffrance psychique et souffrance sociale s'élabore autour de la perte des objets sociaux – travail, argent, estime, valeurs – constitutifs de la relation[24]. La souffrance sociale s'attache aux conjonctures d'inégalité, de fractures des liens, de fragilisation des personnes, de précarité socioéconomique et politique, de migration imposée, de désubjectivation et de mutation des corps[25]. La perte du lien social est une déculturation qui induit la désaffiliation et le rétrécissement du rapport aux références communes et aux pratiques intégratives et protectrices de l'action sociale[26]. Ainsi, le déclassement social et l'exclusion sont des résurgences de souffrance, d'élaboration de la solitude et de perte des attachements[27].

La souffrance sociale induit un désaccordage des rôles et des protocoles habituels de reconnaissance et de connivence émotionnelle dans lequel la personne n'est plus reconnue et perd le coefficient d'implication dans le groupe identitaire et dans l'exotimité.

---

22 LE BRETON, D. *Les passions ordinaires. Anthropologie des émotions*, Paris, A. Colin, 1998.
23 FERNANDEZ, F., LÉZÉ, S. et MARCHE, H. *Le langage social des émotions. Etude sur les rapports du corps et de la santé*. Paris, Economica, 2009.
24 FURTOS, J. *Op. cit.*
25 MERDACI, M. 2009a, *Op. cit.*
26 ION, J. et *al. Travail social et souffrance psychique*. Paris, Dunod, 2005.
27 MAISONDIEU, J. *La fabrique des exclus*. Paris, Bayard, 1997.

À travers le maillage des souffrances psychiques et physiques, la maladie engage un nouveau rapport au corps et à la corporéité biologique, psychique et sociale. La douleur vécue dans la maladie souligne que le corps n'est pas seulement une entité biologique, mais se révèle comme un construit psychique complexe investi d'une fonction désirante[28].

Ainsi, dans la maladie comme dans la santé, le corps est élaboré, surexposé ou obturé en fonction de processus pulsionnels, de modes de légitimation de sa fonction symbolique et de ses cohérences fonctionnelles et anthropologiques dans l'économie esthétique, mentale, affective, économique et politique du groupe dominant et dans les contextes de la vie psychosociale[29]. S. Freud (1971) considère que le corps est le lieu de la vie pulsionnelle sexuelle et des manifestations de la libido ; mais, cette vie n'est pas strictement objective, souvent subjectivée dans le désir, l'imaginaire et les productions de l'inconscient[30].

Manifestations cliniques de la souffrance

1. *Angoisse et troubles anxieux*

L'anxiété représente un sentiment pénible d'attente et une peur sans objet articulée à une activité psychique anticipatoire. S. Freud a décrit la névrose d'angoisse par l'existence, sur un fond d'anxiété permanent, de symptômes d'angoisse aigus. Cette angoisse est l'expression directe des conflits intrapsychiques déterminés par une étiologie sexuelle. La névrose d'angoisse se caractérise par trois formes de manifestation clinique[31] :

[28] FISCHER, G. N. et TARQUINIO, C. *Les concepts fondamentaux de la psychologie de la santé*. Paris, Dunod, 2006.
[29] MERDACI, M., « Versions et souffrances du corps dans les sociétés du Maghreb », *Cahiers internationaux de psychologie sociale*, Éditions de l'Université de Liège, 91, 2011c : 295-311.
[30] FREUD, S. *Trois essais sur la théorie de la sexualité*. Paris, Gallimard, 1971.
[31] MERDACI, M. 2011a, *Op.cit.* ; BONNET, A. et FERNANDEZ, L. *Psychopathologie*. Paris, Dunod, 2007.

a. *Manifestations somatiques*
- musculaires : douleurs, courbatures, secousses cloniques ;
- sensorielles : bourdonnements d'oreilles, vision brouillée, bouffées de chaleur ou de froid, picotements, faiblesse ;
- cardio-vasculaires : tachycardie, palpitations, douleur de poitrine, constrictions, extrasystoles;
- respiratoires : constriction bronchique, étouffement, dyspnée, hyperventilation ;
- gastro-intestinales et digestives : coliques abdominales, colopathies, spasmes douloureux, ballonnements, diarrhées et constipation, spasmes ano-rectaux ;
- génito-urinaires : aménorrhée, frigidité, mictions fréquentes, éjaculation précoce, impuissance et inhibition sexuelle ;
- système nerveux autonome : sécheresse de la bouche, rougeur, pâleur, sudation, céphalées.

b. *Manifestations psychiques*
- peurs anticipatoires, soucis excessifs concernant diverses situations ;
- appréhensions intenses et sensation de menace grave ;
- perception de troubles somatiques ;
- sentiment de mort imminente et d'accès de folie ;
- signes de dépersonnalisation ;
- altération de la fonction cognitive.

c. *Manifestations comportementales*
- inhibition et sidération comportementale ;
- agitation, instabilité, crises clastiques, tics divers.

L'anxiété-trait traduit l'échec des stratégies adaptatives. L'anxiété-état diffère de l'anxiété-trait ; elle est constituée par un ensemble de cognitions et d'affects momentanés en relation avec l'exposition aux agents stresseurs (appréhension, perception du danger, activation de systèmes psychophysiologiques). L'anxiété-état peut constituer une barrière face aux agents stresseurs et jouer un rôle modérateur entre les prédicteurs et les critères d'ajustement et de non-ajustement[32]. Les manifestations anxieuses

---

32 BRUCHON-SCHWEITZER, M. et DANTZER, R. *Introduction à la psychologie de la santé*. Paris, PUF, 2003.

ne représentent pas une modalité pathologique sauf à considérer leur intensité, leur permanence, le moment de leur apparition et la faculté défensive ou adaptative du sujet[33].

2. *Dépression et dépressivité*

La dépression entretient un affect douloureux spécifique de tristesse, de douleur morale, d'anhédonie, de culpabilité et d'irritabilité. La gravité de la dépression dépend de l'intensité de la tristesse et des troubles associés : anxiété, troubles de la personnalité, troubles addictifs, risque suicidaire.

Le syndrome dépressif présente deux traits caractéristiques : la tristesse et le ralentissement psychomoteur. D'autres symptômes peuvent s'associer à ces deux traits, qui restent de valeur pathognomonique, sans être aussi prégnants[34].

La dépression et le dialogue dépressif apparaissent dans les organisations névrotiques et psychotiques et marquent des sentiments de profonde solitude chez la personne. C'est, au plan des affects, une situation de perte des attaches et de l'estime de soi et d'effondrement des maillages protecteurs. Elle est marquée par l'identification aux êtres et aux objets perdus, notamment dans le symptôme mélancolique, et peut constituer une impasse au travail de deuil si les éléments de l'expérience douloureuse ne sont pas explicités et articulés.

---

[33] MERDACI, M. 2011a, *Op. cit.* ; BRACONNIER, A. et *al. Introduction à la psychopathologie.* Paris, Masson, 2006.

[34] CHABERT, C., KAËS, R., LANOUZIÈRES, J. et SCHNIEWIND, A. *Op. cit.*

Fondements

Une clinique sociale de la souffrance

La clinique sociale interroge les captures, l'indistinction des matières réelles et fictives, l'immaturation sociale. Elle considère, aussi, comment les structures de la société se transforment et produisent leurs folies. Ses objets s'originent alors dans les recompositions multiples de la vie mentale, psychosociale et politique. Il s'en dégage une sémiologie empirique et latente dans laquelle les conduites, les scénarios, les cohérences, produites et recherchées, expriment une signification pathologique.

La complexité des vies psychiques informe les pertes, les digressions, les désirs et les essais inattendus de la réalité. Ainsi, les couples sans enfants accusent une souffrance secrète de leur *ego* où le regard social est un référent réducteur. Des enfants meurent ou gisent dans des institutions faute d'avoir gardé ou retrouvé des parents. Les paradoxes psychiques, les tourments qui organisent le sens et la limite des hommes, croisent des lignées du fantasme et de la réalité.

Les désirs sont imprécateurs, fondateurs, mortels. Ils désignent des folies cohésives comme des systèmes d'immunité nécessaires à la permanence des règles sociales et des frontières psychiques. Ainsi, les pouvoirs, acquis et supposés, déterminent la centralité psychique et l'illusion de recommencement. Les multiples formes d'organisation psychique, dans la vie et la finitude, constituent des cadres symboliques et indiquent des réseaux et des lieux imperceptibles dans chaque personne, qui prolongent les questionnements sur l'incertitude.

Les contextes de la vie sont traversés de tourments, de ferveurs contrariées, de souffrances dites, tues, sublimées. Ces occurrences et d'autres encore informulées sont intransitives. Elles sont intransitives, car elles ne disposent d'aucune ressource de changement ou de délégation. Elles sont spécifiques et relatent dans la vie de chacun des inclinations, des états mentaux et émotionnels, des histoires à nulles autres pareilles. Ces situations sont incompressibles et imprévisibles alors même qu'elles marquent l'aboutissement de réalisations, endogènes et exogènes, de passions instables et complexes. Les précarités et les demandes dont elles répondent sont profondément humaines. Elles interrogent les congruences et l'ouverture des étayages.

De nombreux segments de la vie (naissance, institutions de la famille et du mariage, procréation, séparation, pratiques identitaires et agrégatives, qualification sociale et affective, filiations symboliques, traumatismes, abandons, renaissances, morts) s'articulent sur des attentes signifiées, des désirs proclamés, des demandes explicitées, refoulées, sociales.

La formation des demandes sociales est immanente aux dérèglements des références communautaires : déconstruction du champ familial, impulsions violentes des rapports sociaux et des interactions psychiques, addictions, suicides, barrages institutionnels, détestation sociale, cloisonnement des appartenances, fermeture de la vie. La sensibilité du manque à être est générique et fondamentalement dramatique. Elle concerne d'irrépressibles deuils de soi et d'interminables attentes de l'autre, de regards et de paroles à dire et à partager.

Dire et partager l'ineffable solitude des oubliés, des porteurs de disgrâces, des mal aimés, parentifiés et sans parents. Mais encore, l'insoutenable misère des pauvres, errants, cloîtrés et dépersonnifiés en décohabitation de leur image et de leur dignité. Ces catégories sont repérables. Elles le sont particulièrement, par un effet de contraste, face aux nantis insouciants, riches de santé et de suffisance. Ces catégories sont envahissantes. Elles révèlent l'humanité des faibles et disent combien sont profondes les frontières dans le champ social et les fractures qui démembrent ses acteurs. Dans cette disposition, les demandes sociales sont caractérisées dans l'urgence quand elles s'expriment dans le champ de la jeunesse, du sentiment d'enfance, de la dignité des femmes et de la règle de justice.

Les empêchements à vivre avec les autres se révèlent dans la disparité des affects et dans l'excessive sensibilité des messages paradoxaux de l'environnement. Ainsi, des appels se perdent dans la scène sociale. Il s'en dégage un éprouvé d'opacité de l'autre, de réjection et d'abandon de soi. Comment croire, encore, au sens de la vie, à une contention des haines séparatrices, aider et rester lucide, garder à l'esprit l'immanence de possibles, la mesure de folies passagères ?

Les distorsions du champ social en Algérie s'articulent à une marge de risques élaborés dans la réduction des solidarités et des appartenances et dans la prescription ou le développement de paradigmes divers : dogmes religieux, dissidence et contestation des pouvoirs politiques, quête identitaire, migrations, exurbanisation, politisation de la précarité et des ethnies, violences sociales, rituels régénérateurs et mortifères, socialités cohésives ou séparatrices, esthétique marginale et esthétisation de la vie communautaire, organisations psychopathologiques, conduites compulsives et suicidaires, désaffiliations, durcissement des dépendances, détestation. Ces premières indications situent des mouvements de fragmentation et de rupture, des frontières internes, souvent des folies rencontrées et prescrites, actées par les sujets les plus fragiles en perte des attaches de la vie.

Un travail de fragmentation

Des lectures des conjonctures instables et du développement de lignées violentes sur la scène sociale algérienne s'attachent à inférer et à souligner les effets de l'histoire immédiate du pays, ceux notamment de l'émergence du terrorisme. Dans de nombreuses situations, il est possible de relever que le terrorisme dans ce pays est plus vieux que la majorité des acteurs de la violence. Ainsi, le terrorisme résulte de la prohibition de la violence de l'Etat et représente une privatisation de la violence collective[35].

En outre, les effets supposés de la période terroriste ne sont pas encore apparus. Pour une raison de logique structurale. Les violences actuelles expriment le désarroi des pères et la déchéance

[35] LE FOYER DE COSTIL, G. « Le terrorisme du XXIe siècle ou la privatisation de la violence collective », *in* BORMANS, C. et MASSAT, G. (dir.). *Psychologie de la violence.* Paris, Studyrama, 2005 : 206-214.

de leurs fonctions biologique, sociale et symbolique, déléguées aux enfants dans un procédé psychique inconscient de parentification, où les enfants sont appelés à se substituer à leurs parents. Les fils agissent ce dérèglement normatif de leurs géniteurs. Par contre, ils produiront, eux, les acteurs d'une autre violence effectivement ressourcée aux effets et aux références du terrorisme. Aujourd'hui, la vocation de kamikaze, forgée chez des enfants, constitue l'expression initiale et symptomatique d'un travail latent de dramatisation et d'identification aux catégories hostiles ou haïes.

Cependant, le travail de mémoire traumatique est attaché, essentiellement, aux ressources de la transmission des douleurs et des secrets. Ce travail de transmission, régi par des procédés structuraux organisés dans l'affectivité, le langage, les objets psychiques, esthétiques, spirituels, sociaux et politiques, s'appuie sur la règle archaïque de la fragmentation. Cette fragmentation est transcrite et agie dans une multitude de codes symboliques et opératoires de l'identité, du corps, du dogme, du pouvoir, de la règle d'autorité, des réseaux de la filiation ainsi que des référents biologiques, émotionnels et éthiques. Elle marque, simultanément, un travail de décohabitation et d'aliénation.

De nombreux foyers de violence se construisent dans une durée imprévisible. Ces occurrences violentes apparaissent dans le travail de fragmentation des usages de la vie communautaire et dans les transformations normales et pathologiques du champ psychosocial. Ainsi, la conjoncture du champ psychosocial algérien est marquée par un mouvement de profonde dépression, une conjoncture de deuil. Cette qualification peut démentir les clameurs des richesses du pays, les réussites fulgurantes et les innombrables satisfecit. Mais il s'agit d'aménagements de surface et de survie où les riches se découvrent plus nantis et les pauvres plus exposés à l'humiliation. Il est question de deuil attaché aux douleurs contenues, aux fractures des émotions, à la perte des enfants et des pères et au renoncement à soi. Beaucoup d'Algériens vivent dans un sentiment d'enclavement et d'insularité et dans un système de *périphérie* qui désigne un ensemble complexe d'organisations de vie, de production, de relations, de stratégies de permanence et d'occupation de la scène psychosociale. Divers ensembles dans la société ont créé leurs périphéries mentale, affective, géographique, politique, spirituelle ou ludique. Au plan des adaptations psychologiques, la périphérie est le lieu où se résorbent les douleurs et les frustrations et se reconstruisent les alliances et les rapports de force. Pour les jeunes Algériens, l'impossible accès aux modèles idéalisés, socialement et symboliquement, définit l'exil comme une libération et un mode de colonisation d'un lieu pour délocaliser les ancrages douloureux[36]. L'errance est une ritualisation du deuil nécessaire au marquage des espaces et à la production d'une mémoire du pathos et de la perte des appartenances[37].

Du point de vue de la qualification psychopathologique, la violence est une forme de travail de deuil. Deuil des identités, des appartenances et des valeurs. Ainsi, des Algériens ne se sentent plus appartenir à leur pays ni à ses références. La violence les libère des entraves historiques des souvenirs, des émotions et des dépendances. Car il n'existe plus de communion du sens de la vie, ni des valeurs, ni des rêves. Les solidarités sont disqualifiées au profit des procédures prédatrices et mutantes. Le sentiment de dépossession est partagé et relayé par des structures sociales entières : les terres ne sont plus leur bien, ni les enfants leur chair, ni le pays leur maison, ni leur foi un sacrement, ni l'appartenance nationale une qualité dans un contexte où la préférence va aux binationaux[38]. Aussi, les sentiments d'injustice, de misère affective, sexuelle et sociale, de manques économiques et culturels seront encore longtemps les ressorts d'un ressentiment latent que de nouvelles générations viendront porter et mettre en actes.

---

[36] TASSEL, A. « Violence et adolescence : au fil du tag », *in* BORMANS, C. et MASSAT, G. (dir.), *Psychologie de la violence, Op. cit.* : 157-172.
[37] DOUVILLE, O. « Adolescence, errance, exclusion », *in* FURTOS, J. *Op. cit.* : 144-160 ; Travail clinique avec des enfants et adolescents issus de la migration, *Champs. Psychopathologies et clinique sociale*, Constantine, Médersa, Vol. 2. 2, *Nouvelles socialités. Nouveaux symptômes*, 2006 : 11-20.
[38] LABAT, S. *La France réinventée. Les nouveaux bi-nationaux franco-algériens.* Paris, Publisud, 2010.

Souffrances et résilience

Les conjonctures de souffrance psychique et sociale, ainsi que les nombreuses exactions terroristes, ont pu produire des réactions évidentes de stress profond chez les victimes et probablement des traumatismes psychiques liés à la difficulté de se reconstruire et de se reconnaître ou d'être reconnu par autrui[39]. Les dimensions sociales et cliniques de l'invulnérabilité attribuée aux personnes exposées aux risques et aux traumatismes ne doivent-elles pas engager un nouveau travail sur les symptômes qualifiés, d'autres interprétations sur les engrenages latents et sur les modes d'intégration des événements douloureux[40]?

La modération sociale et thérapeutique des souffrances, individuelle et collective, se situe dans le déterminisme de capacités d'écoute, de médiation et de transcription chaque fois réélaborées. Cette modification d'états est symptomatique de marquages traumatiques et déstructurants. Le mutisme des enfants, des couples malades, des adolescents et des anonymes accentue alors l'absence de désir et d'affects palliatifs qui rendraient possible l'acte de parole, l'écoute et la proposition d'intercession individuelle ou institutionnelle. Les personnes qui ne communiquent pas et qui ne sont pas parlées dans un lieu de la représentation et du désir cessent de rêver, passent à l'acte et meurent. Il en est ainsi des enfants abandonnés, dépressifs ou autistes, des adolescents suicidaires et fugueurs[41]. Une démarche transitoire est alléguée à la résilience qui décrit un procédé de reconstruction porté par un travail biologique, psychique et social complexe de réinvestissement des pulsions vitales, de refoulement et de création d'alternatives aux traumatismes et de ressources intrapsychiques et environnementales favorables[42]. La résilience s'attache aussi aux caractéristiques particulières des personnes qui réussissent à surmonter des troubles graves, des ruptures et des

---

[39] POURTOIS, J.-P. et DESMET, H. (éds). *Relation familiale et résilience.* Paris, l'Harmattan, 2000a.

[40] BENGHOZI, P. « Résilience familiale et communautaire de la honte et de l'humiliation » *in* DELAGE, M. et CYRULNIK, B. (dir.). *Famille et résilience.* Paris, Odile Jacob, 2010 : 87-110.

[41] DOLTO, F. *Tout est langage.* Paris, Vertiges du Nord/Carrère, 1987.

[42] ANAUT, M. *La résilience. Surmonter les traumatismes.* Paris, Nathan, 2003.

conjonctures de perte sans développer de souffrances durables et sans s'enliser dans les trames de séquelles mortifères[43]. La résilience engage un double constat :

- Elle marque l'existence d'une impensable énergie créatrice puisée au creux de la souffrance pour continuer la vie. En effet, il est heureux que beaucoup d'enfants maltraités, d'êtres traumatisés ne s'engagent pas à leur tour dans les sentiers de la maltraitance envers de plus faibles qu'eux, ni dans les méandres de diverses délinquances et troubles psychiques ou somatiques. Mais la contention des haines et des manques ne peut pas signifier la clarification des conflits qui les génèrent.

- Elle signifie une résolution rationnelle, mécaniste et opératoire, où la qualité de personne est amendée et le désir barré. S'agit-il, dans ce cas, d'endiguer la force des symptômes, d'entourer une mésadaptation possible et d'empêcher l'immanence de risques ?

La résilience ne dépend pas d'une caractéristique innée ; elle est basée sur l'interaction des capacités internes de l'individu et des soutiens environnementaux[44] et sur des mécanismes de défense spécifiques[45].

Très souvent, les résilients, les personnes qui entrent dans un travail de réparation sociale et psychique, échouent quand ils se sentent submergés par la pression à l'adaptation[46]. Car la capacité d'une personne à être résiliente et à s'adapter n'obture pas les souffrances déléguées dans une zone de secret et de non-dit et attachées au sursis incertain du regard social et à la possibilité que détient chacun de nommer un jour la béance, de révéler la culpabilité et de montrer l'indicible. Cette occurrence est trop vraie pour les personnes violentées, les enfants sans parents et

---

[43] CYRULNIK, B. « La résilience ou le ressort intime », *in* POURTOIS, J.-P. et DESMET, H., (éds). *Op. cit.*, 2000a : 95-111.

[44] LECOMTE, J. « Qu'est-ce que la résilience ? », *Pratiques psychologiques*, 1, 2002 : 7-14.

[45] PERRY, J.-C. *Echelles d'évaluation des mécanismes de défense.* Paris, Masson, 2004.

[46] HANUS, M. *La résilience à quel prix ?* Paris, Maloine, 2002.

sans filiation, les précaires et les habitants de la marge. La personne blessée peut se reconstruire, mais elle crée dans ce mouvement une nouvelle dépendance, un réseau de références occultes et d'attentes suspendues. La résilience est alors une forme de résignation, de soumission et d'incorporation d'un système de normes, de puissances et de contraintes élaborées dans la rationalité des contextes sociopolitiques psychiques et éducatifs. Cet ordre de la soumission exclut la personne et fonde une ségrégation humaine entre les catégories qui réalisent un travail formel de reconstruction et d'autres moins bien préparées et maintenues dans l'enlisement.

C'est le cas de nombreuses personnes, enfants et adultes, sans ressorts de séduction, d'entraînement relationnel et émotionnel : personnes sans attraits, malades précaires et déchus, victimes et handicapés, qui auront perdu la capacité d'être seuls et la possibilité de transactions et d'alliances nouvelles pour être reconnus et réhabilités.

Dans de nombreuses conjonctures, le résilient peut devenir une source de troubles pour ses proches et ses accompagnateurs, qui le sont déjà pour lui d'une certaine manière, quand une mémoire de souffrance est ravivée et écorche la conscience. Le sujet peut être débordé quand il atteint un nouveau seuil de fracture, une nouvelle adversité, un nouveau deuil, une conjoncture pathogène dans l'institution et dans la famille[47].

---

[47] DELAGE, M. et CYRULNIK, B. (dir.). 2010, *Op.cit. supra.*

Mutations

Une société improbable

De nombreux questionnements affleurent les productions du champ psychosocial et politique algérien et soulignent l'incohérence des lignes de transformation des dynamiques individuelles et collectives. En l'espèce, le champ national s'est placé dans une procédure de contention et d'arbitrage des passions, des demandes de réparation et des haines aussi, comme dans un pourvoi en sursis déterminé par le doute ou la sympathie. Pourtant, la mémoire des blessures est vive et la pression des souffrances interminable.

La société algérienne est engagée dans un processus complexe de mutation, endogène et exogène, articulé à l'évolution dynamique et critique de ses structures humaines, sociopolitiques et économiques, ainsi qu'au travail conflictuel d'assimilation de modèles parents, adjuvants et surdéterminés ou attachés à des règles de consommation spirituelle, culturelle et biologique instables. Il est possible d'entrevoir ces lieux de la contradiction dans les aménagements actuels des questions identitaires, des distorsions familiales, de la sexualité, des rites d'appartenance et de représentation et des modalités subjectivées de la cooptation. Ces questions intéressent notamment les problématiques actuelles de l'école, du statut féminin, de l'enfance et du développement des risques de santé publique. Aussi, comment comprendre et nommer les différentes transformations du champ psychosocial en Algérie ? Comment en situer les contenus et les modes d'emploi ?

Une récession des espérances

Des pistes extrêmement sensibles et expressives s'imposent. Celles de l'imprécation des silences et de l'absence de communication sur les dérèglements de la vie, l'organisation des insularités, la mort des enfants et des adultes précaires et la fragilisation des règles de droit, de partage et d'accès à la dignité. Certes, la société change. Mais elle change sans évoluer véritablement et sans produire les gages et les matériaux qui conforteraient ses fondements structuraux et la protègeraient d'aliénations symboliques, perceptibles dans le renversement des fonctions d'autorité dans la famille algérienne ou dans la référence marquée au corps surinvesti par les mouvements de la sexualité, de la surexposition publique, de l'enfantement précoce chez les adolescentes, de la prise de risque et de l'opposition violente, toutes manifestations ou transpositions extériorisées de la détresse des liens d'attachement et d'amour de sujets encore fragiles ou en rapport avec des pulsions contradictoires[48]. L'impulsion suicidaire, l'errance, le travail de l'émeute et la *harga*[49] traduisent, chaque jour, le territoire d'irrésolution et la périphérie reconstructive dans lesquels se retranchent des structures entières de la société algérienne pour mieux approcher l'illusion de permanence, de protection solidaire et de différence. Dans ce sens, l'usage des drogues et leur introduction massive en Algérie sont des conjonctures peu qualifiées ou alors expressément sur un mode juridique et répressif. Or, les drogues constituent dans toutes les cultures humaines, et particulièrement dans les concentrations sociales urbaines à coefficient de précarité, un ressort pour l'intégration et le sentiment de cohésion et d'appartenance. Ainsi, au plan diagnostic, des pertes objectivées, affectives et symboliques, seront interrogées qui poussent les enfants et les adolescents à rechercher les dépendances de la drogue, de la prostitution et la sanction punitive dans l'organisation de l'affrontement et dans l'alternative suicidaire[50]. Car, quelque part, ces prises de risques indiquent, dans un langage spécifique ou infrapsychique mais aussi dans les manifestations de violence ou de transgression dirigées contre les institutions ou les symboles de

---

48 MERDACI, M. *Une psychologie du champ algérien. Eléments de clinique sociale.* Alger, OPU, 2010a.

49 Le terme *harga* est une adaptation métaphorique du verbe brûler. Elle marque l'action d'insubordination, de refus d'obéissance et de transgression des règles, dans le sens d'enfreindre et « brûler » les interdits et la loi. L'adjectif *harraga* désigne les individus qui pratiquent la *harga* comme une forme limite d'opposition et comme une de prise de risques.

50 MERDACI, M. *Enfance et violences. Psychopathologies.* Constantine, Médersa, 2006a.

l'autorité, des lieux de souffrance, d'absence de référents tutélaires ou identificatoires. La drogue ne vient pas aux enfants. Les enfants la recherchent comme un moyen de suradaptation et un exutoire aux frustrations et aux fragilités, puis comme une compensation, impérieuse et dangereuse, à leur équilibre biologique et neurovégétatif[51]. Des chercheurs ont spécifié ce mouvement de destruction de soi et des autres par le travail d'implosion[52] qui s'opposerait à celui d'explosion dans la violence directe ou dirigée délibérément vers un objectif identifiable. Ce travail d'implosion existe en Algérie chez les suicidaires, les candidats aux exils meurtriers ou à haut risque. Il serait possible de le rapprocher encore des sexualités problématiques.

Un champ d'incertitude

En Algérie, il existe une volonté de pénaliser les conjonctures de *harga*, de circulation des drogues et de sexualités débridées. Mais il paraît indispensable, pour tous les cas, de clarifier la frontière qui existe entre les pratiques délinquantes ou criminelles et celles qui affectent directement la santé des personnes. Concernant les drogues, les maltraitances et la migration, il n'est plus question de pénaliser mais de judiciariser, d'optimiser l'arsenal de droit capable de qualifier les atteintes à la qualité de personne, à l'intégrité mentale et corporelle et à la liberté de parole.

Le travail de judiciarisation et d'écoute diffère de la procédure de sanction et ne la rejoint pas nécessairement. Il vise, essentiellement, la restauration de la dignité, l'accès à la parole et à la réparation symbolique et affective. Cet instrument de droit n'existe pas en Algérie et c'est une entrave réelle aux dispositifs de protection de l'enfance et de validation des droits des femmes, dans les conjonctures conjugales, parentales et familiales et dans le développement des médiations. Au titre de la clarification, si la procédure de judiciarisation des faits existait en Algérie, tout citoyen se constituerait, de droit, partie civile pour faire qualifier

---

51 MERDACI, M. *Enfance et drogues. Stratégies préventives.* Constantine, Médersa, 2005b.

52 LAGRANGE, H. *De l'affrontement à l'esquive : violences, délinquances et usages de drogues.* Paris, Syros, 2001.

devant les tribunaux les brutalités produites contre les femmes, les précaires et les enfants dans les contextes familiaux ou scolaires[53]. Mais aucun juge ne pourra écouter de requêtes en l'absence d'outils de droit qui ouvrent la plainte parentale ou civile. Dans ce court exposé de la réalité, l'élaboration de l'incertitude constitue le terreau de tous les dépassements, de la fermeture de l'information, de la dégradation de la qualité de personne, de la propension des violences, de la pauvreté et du recul de l'Etat de droit. Ainsi, le non-affranchissement des règles de droit, des réparations symboliques, du travail de deuil et du sens de la vie réactualise les mémoires – de pertes traumatiques, de confiscation, de déclassement sociétal et de sentiment d'étrangeté – transcrites dans une transmission générationnelle forgée dans la proximité des personnes, dans le cloisonnement des lieux, dans les communications de réseaux périphériques, dans la défaillance des pères et des tuteurs ou dans le silence des gouvernants incapables de formuler des avenirs et de se libérer de dettes sociales[54].

Dans beaucoup de cas, les frondeurs auront oublié les raisons de leur colère ou de leur violence, ainsi que leurs motivations à vivre, car les mots et les affects qui les clarifient à leur esprit ne sont plus opérants ou dévitalisés. Alors, les personnes ne savent plus pourquoi elles enfantent, travaillent et s'affrontent. Elles vivent, souffrent ou meurent parce que la règle du groupe les y a initiées, dans un objectif de mise à l'épreuve des capacités de rétorsion des plus forts, sans produire d'autres schèmes à mettre en pratique ni à mentaliser. Il s'agit de cela dans le paradigme de l'incertitude et dans la société de l'attente. De récession des espérances.

---

[53] MERDACI, M. 2006a, *Op. cit.*

[54] EHRENBERG, A. *La fatigue d'être soi : dépression et société.* Paris, Odile Jacob, 1998.

Socialité dépressive

Une écriture des corps

Un rituel symbolique et opératoire d'occupation des espaces urbains est observable dans beaucoup de villes en Algérie. À Constantine, ce protocole est désigné par le vocable *gassra*, et dans d'autres lieux *jelssa*, pour qualifier la règle de l'assemblée. Le format du rassemblement est implicite dans la culture méditerranéenne où la *djemaa* kabyle, la *halqa* des pays du Sud et le *conservatore* sicilien tiennent lieu de forums publics.

Dans le tableau de la *gassra*, la formation du rituel est consignée dans une temporalité récurrente d'espaces sans horizons et de surfaces planes sur lesquels se disputent les enjeux d'interminables parties de *kherbga*[55], métaphore ludique des matières de la vie et de la mort, conduite par des cénacles d'initiés, émissaires d'âges indistincts, tannés, enturbannés et hargneux, principaux acteurs d'une scénographie où s'agencent l'habilitation à la parole et l'homéostasie des corps.

Le saisissement de la composition de la *gassra* procède de la stratification des topologies spatiales et des typologies morphologiques : les observateurs impassibles sont statufiés dans une geste d'offrande, témoins attentifs de stratégies complexes et de coups traîtres salués par des vibrations gutturales.

Dans le tableau de la *gassra*, le groupe est hétérogène et son unité structurale repose sur une cohérence émotionnelle schizoïde. La stature d'attente, la pose rigide, l'expression suspendue, l'apopathétisme[56], la dramatique de l'écoute, l'agencement rectiligne de rangées décroissantes et la grégarité fondamentale révèlent des lignées fusionnelles et la frontière toute proche de covivances insoupçonnées, mais aussi le dérèglement du rapport à la réalité et l'élaboration d'une sémiotique autiste.

---

[55] Jeu à damiers complexes.

[56] Conduite individuelle adaptée à la présence d'une ou de plusieurs personnes qui ne sont pas directement l'objet de ce comportement.

Le dispositif de l'attente subjuguée, dans le rituel de la *gassra,* est marquant de significations structurantes et déstructurantes des contenus de la vie psychique et sociale. Il porte, également, l'indication d'une organisation psychopathologique à rechercher dans les dépendances symboliques, les loyautés et les prescriptions latentes.

Un modèle de socialité dépressive

Dans les cultures du Maghreb et de la Méditerranée, la production des rites demeure insondable, imprescriptible et infrangible. Rites des origines, de la procréation, de la vie et de la mort, ces thaumaturgies confèrent une métaphore d'angoisses à contenir, de pulsions à réifier et d'euphories à partager. Un répertoire séculaire d'unités sémantiques, forgées contre l'oubli, y fonde des significations secrétées de souffrances, de deuils et de privations indicibles. Ainsi, dans les anciennes bâtisses ottomanes et mauresques, la distribution des espaces, dans une configuration en abîme scandée de plusieurs paliers à coursives (*stoh*), commence et s'achève dans un lieu appelé *mesraq*[57], zone de retraite féminine, antichambre des appartements conjugaux propice à l'écoute, l'évocation conviviale et la complainte douloureuse de corps stigmatisés, manqués et réfractés, de sexualité ambiguë et d'affects volés. Dans ce lieu domestique et magique s'opère, précisément, la capture de choses de la vie en apparence insignifiantes : mouvements de visiteurs, danseuses espagnoles bigarrées, chalands aux mille objets, diseuses de bonne fortune, poésies de gamins livreurs, volutes d'Orient et d'Asie, chroniques mélancoliques.

La notion de *gassra* est chargée de la même résolution mentale et psychique du rapport à la vie et signifie, dans l'usage originel, *taqssir* ou réduire, diminuer, séparer : l'intention de réduire et d'écourter les distances biologiques, spatiales, temporelles, relationnelles et émotionnelles.

---

[57] Le *mesraq* est utilisé pour les réserves de bois ; c'est également un lieu de capture. Voir à ce propos, Melle GRAF, « L'intérieur des maisons arabes à Constantine », *Annales du Troisième Congrès de la fédération des sociétés savantes de l'Afrique du Nord.* Alger, Société historique algérienne, Typo-Litho et J. Carbonel Imprimeurs, 1937.

Les adeptes de la *gassra,* vieux et jeunes, précaires et marginaux, y cherchent, et y trouvent parfois, des traverses à d'interminables migrations intérieures de folies singulières et de sentiments d'étrangeté[3].

La localisation de fonctions spatiales, ainsi que la formation d'amplitude gestuelle et physique dans le rite de la *gassra,* procède d'un paradigme de socialité devenu douloureux depuis l'apparition des fractures socioculturelles et politiques de la scène algérienne. De même, l'argument sociologique de la *gassra* procède de l'effet de fragmentation et de distorsion des liens familiaux et des solidarités publiques.

La *gassra* légitime l'organisation psychique du groupe autour de refoulés divers et d'éprouvés de violences contre la vie, les régnants et les acteurs dissemblables. Il s'agit, alors, d'une filière refondatrice dans un prolongement des corps, de lignes de corps, de concentration grégaire et de massification dissuasive. Paradoxalement, l'univers de la *gassra* s'organise dans le mutisme. L'assemblée de la *gassra* parle dans un répertoire spécifique de gestes, de mots, de symboliques et d'indications, de matrices physiques et esthétiques mutantes. Le noyau de la *gassra* énonce les frustrations et la souffrance dans un métalangage conçu pour médiatiser l'absence d'objets impératifs à la vie.

Une fondation des corps

Le principe fondamental dans la *gassra* est celui de l'agencement (*istifaf*: alignement). La stratification des corps et des gabarits, l'alignement rigoureux et l'immobilisme sont des marques d'apprentissages anciens et discriminants : le placement, le rang, la geste statufiée, l'écoute, la capacité de l'attente génèrent des

---

[3] La signification de *gassra,* « réduire, diminuer, séparer », est proche du néologisme freudien de l'*abréaction* conçu avec des attributions similaires. Voir LAPLANCHE, J. et PONTALIS, J. B. *Vocabulaire de la psychanalyse.* Paris, PUF, 1974. Cependant, la *gassra* n'a pas d'indication cathartique, même s'il s'y développe un travail psychique de remémoration, de reconstruction des traces traumatiques et des privations. La complexité du rite semble provenir du fait qu'il exprime et contient, dans un même mouvement, les situations pathogènes.

messages d'homéostasie et de compénétration émouvante répétés comme un psittacisme. L'effet scénique de *gassra* est connoté dans l'imaginaire collectif comme une didactique de maquis, de dissidence et de légitimité sociétale.

Les membres d'une *gassra* participent, chacun, de la scénographie formatée où l'esthétique afghane du *nassf essaq*[58] signe un ralliement subversif et la culture du *r'n'biste* une mobilité libertaire. L'écriture des corps dans le rituel de la *gassra* est soulignée d'une déclivité concentrique de rang et de mandat dévolus :

- les anciens, les producteurs de paroles et les affranchis tiennent assemblée ce sont les *s'hah,* ou authentiques (parfois autour d'un prétexte ludique) ;
- en lignes latérales, deux rangées opposées et distinctes forment les *khemass* ou coryphées ;
- ces lignes sont ponctuées par deux *ch'houd* ou témoins en position accroupie ou assise ;
- décalés par rapport à la centralité du noyau fondateur, les *gassara* ou acteurs de l'assemblée constituent le groupe frontal, porteur et invariant de la *gassra,* archétype attitudinal de la filière autiste chargé de strates animales, agressives, jouissives et fusionnelles.

Une procession actée

Tout d'abord, vient un temps de l'installation ou *Naçba* (installer, monter, introduire). La *gassra* est installée dès que le quorum du noyau dur est visible ou notoire pour les *khemass* et les *gassara* oisifs et éparpillés aux alentours du territoire d'inscription de la *gassra.* Ce temps d'installation est suivi d'une période d'agencement du groupe, de fixation des repères habituels pour chaque élément, émaillée de chroniques, de mises à jour des stratégies et des silences. Enfin, une période de plénitude, presque ascétique, est scandée par le roulis des pierres (*hjar*) et la saccade de coups portés sur le sol rude. La *gassra* est mûre et l'introspection habitée.

---

[58] *Cf.* Esthétique vestimentaire masculine afghane qui consiste en un raccourcissement des pantalons au dessus des chevilles.

Dans cette transe mimétique, la perte est sublimée. Des échanges s'opèrent, des conflits s'informent, des deuils s'échangent pour marquer une vie de pathos.

Le rite est protégé et répété, chaque jour, invariablement, comme une trace atavique, dans une articulation aux registres de ressourcement névrotique et à la réalisation du désir. La surexposition de l'*ego* groupal confère le fantasme de toute puissance et de capacité d'imprécation.

Le rituel de *gassra* est fondé comme un cheminement psychotique et une quête sans objet car il n'existe pas de rationalité à la répétition de cette assemblée, sauf la règle implicite d'aliénation mutuelle et de correspondance fusionnelle qui traduit la réfutation de la réalité et le déficit des systèmes de mentalisation dans la ritualisation excessive des communications de l'endogroupe, des objets et des territoires qui le créent. *Lem'hat,* le lieu d'ancrage de la *gassra,* confère une toponymie différentielle, symbolique et opératoire des identités, des cohérences politiques et des fonctions mythopoïétiques. L'effet grégaire y désigne la collusion de l'égoïté et de l'altérité et l'aliénation dans l'autre. La consonance corporelle, quasi charnelle, constitue une défense contre les angoisses et un énoncé de la permanente constatation de la règle fondamentale élaborée en codes posturaux, objets transitionnels, langages ésotériques, topiques imaginaires et territoires totémiques.

Les sociocultures fondées dans chaque *gassra,* ponctuée par un marqueur territorial, situent les origines des acteurs sociaux, leur ethnicité et leur historicité[59]. Le pouvoir grégaire d'une *gassra* est extensif de capacité d'intercession et de répression, de recommencement et de finitude.

[59] *Cf.* La *gassra* des *m'hel* (offices) ne se confond pas avec celles des *al'ii* (surélévation), *mesraq* (boudoir), *torgane* (sentiers), *s'qayeff* (patios), *t'hateh* (places), *z'neq* (ruelles).

Une périphérie géographique et psychique

Le rituel de la *gassra* s'élabore dans une dimension marginale et périphérique des espaces urbains et suburbains. La *gassra* est alors une décohabitation géographique, une frontière séparatrice. La périphérie souligne d'un effet médiateur et médiatique le recommencement des origines, la création de réseaux indéterminés et de sensibilités jubilatoires et morbides. La périphérie dans la *gassra* est une mobilité qui transforme les acteurs sociaux et ouvre des territoires imaginaires et excentrés.

Mais la périphérie n'est pas exclusivement spatiale. Elle est psychique et mentale et situe le rituel de l'assemblée comme un système d'élaboration endogène, de resubjectivation contre la ségrégation symbolique, la perte des filiations ethniques et politiques et la pression de cultures dominantes. Elle est aussi une modalité de survie d'êtres en errance : hommes et femmes stigmatisés, enfants blessés, malades phobiques, furtifs et obsédants.

La *gassra* est un rite circulaire de communication paradoxale de l'érogénéité des corps et de leur consomption dans le champ de l'angoisse sociale. La sexualité, la mort et la violence, actées ou fantasmées, sont inclusives et ouvrent un contexte de paroles et de silences comme un étayage. Le groupe y délibère l'injonction psychotique du voilement du corps féminin, la prescription de Dieu et l'argumentation paranoïde de l'Autre[60]. Le rite funéraire subjugue les imaginaires de conversion, de complémentarité et de plénitude. Dans le paradoxe des communications manquées dans la réalité, le rapport à la mort, initié dans la *gassra*, marque l'intemporalité des transformations sociales et leur relative signification. Morts soudaines et annoncées, ces imprécations de la vie sont intégratives et cathartiques car elles sont un prétexte de paroles et de recommencement[61].

---

[60] MERDACI, M. « Sexualité du voile. Pouvoirs et clinique sociale du corps », *Revue internationale Sud/Nord*, numéro spécial Folies et cultures, Ramonville-Saint-Agne, Erès, *Pouvoirs*, 20, 2005c : 73-80.

[61] MERDACI, M. *Organisations psychiques et psychopathologies.* Constantine, Médersa, 2005d.

Un deuil transitionnel

Dans le rituel de la *gassra,* le dispositif de l'attente subjuguée est marquant de significations structurantes et déstructurantes des protocoles de la vie psychique et sociale et d'un interminable travail de deuil. Il contient, également, l'indication d'une organisation psychopathologique à rechercher dans les dépendances symboliques, les loyautés et les prescriptions latentes. La règle d'assimilation et la métempsychose des univers religieux, ceux de la prière notamment, signent la scénologie de la *gassra,* comme une migration des territoires et des sacralités, d'un effet de sidération d'essence schizophrénique, de pathomimie[62] et de profonde réparation.

Le transfert des univers religieux et des symboliques spirituelles est symptomatique d'un dérèglement des systèmes de repérage du réel et de cloisonnement des règles de médiation et de métacommunication à charge transitionnelle[63]. La pression à la répétition du rite indique un recul des pulsions de vie et le développement de lignées mortifères.

Les membres de la *gassra* sont figés dans une durée de mémoire marquée de trouble comme une scène primitive. Cette traumatisation est frappée de compulsion et de capture de l'imaginaire. La geste rituelle du registre religieux y contient alors la promesse d'une réparation cathartique, rédemptrice et purificatrice. Une illusion fœtale.

La mutation autistique du groupe consacre l'essai de sublimation d'objets perdus et la recherche de nouvelles références psychiques et libidinales. Le deuil s'apparente alors à un interminable travail sur la souffrance et sur le retour de nombreux refoulés, une

---

[62] Trouble mental dans lequel le sujet éprouve le besoin morbide de simuler une maladie en s'imposant des signes ou des symptômes, pouvant aller jusqu'à attaquer de son propre corps pour y provoquer délibérément des lésions.

[63] GREEN, A. « Le mythe : objet transitionnel collectif », *Le temps de la réflexion*, 1, Paris, Gallimard, 1980 et MERDACI, M. « Mythes et aliénation structurante. Éléments pour une anthropologie de l'identité », *Sciences humaines*, 18, 2002 : 69-73.

formation de symptômes[64] où la parole est suspendue et les symboles opprimés, car habités de lointains affects, de récits proscrits, d'images surannées et troublantes, sources de douleur et de fracture narcissique.

Des deuils latents et innommés contiennent un attachement nostalgique et réparateur. Au delà des éprouvés de douleur, des blessures et des tourments, les membres de la *gassra* construisent et anticipent, à l'intérieur d'un système de solidarité dépressive, une sensibilité de marques anciennes, de deuils manqués, tus et oubliés, de fusion protectrice contre la mort. Le deuil acquiert alors, en l'absence de signification de la vie, une valeur fonctionnelle, cohésive et identitaire pour des acteurs irrésolus, inquiets et en disgrâce. Une filiation symbolique pour se reconstruire, trouver une communauté de semblables, un socle solidaire et la qualité de personne[65].

---

[64] Voir LAPLANCHE, J. et PONTALIS, J. B. 1974, *Op. cit.*

[65] *Cf.* la réflexion de WIERVIORKA, M. : « Les problèmes de la reconstruction identitaire », in *Le devoir de mémoire et les politiques du pardon.* Québec, Presses universitaire du Québec, 2005 : 63-74.

Folie circulaire

Anthropologie de la souffrance psychique et corporelle

Cette réflexion propose un cadre de compréhension des significations qui se rattachent à la réactivation des troubles psychiques pendant ou après une période thérapeutique. L'incidence de la rechute dans la maladie désigne un procédé circulaire où le sujet entretient une forme de communication régressée à sa propre image et aux attentes de son environnement psychosocial. Il s'y développe, alors, un contexte psychopathologique de la circularité des troubles, organisé autour d'élaborations complexes du processus de changement. Cette occurrence marque les limites des fonctions institutionnelles et du rapport aux soins où la maladie mute et se prolonge de nouvelles significations pour le malade et pour son entourage. La fonction itérative du trouble, véhiculée par une symptomatologie diverse, est appuyée par des tentatives de sorties du corps, de combinaisons et de divisions internes, apportées par le sujet, qui ne modifient pas le fonctionnement pathologique mais le rapport du malade à sa souffrance et à son environnement.

Dans le contexte psychosocial algérien, la maladie, dans ses divers registres, s'associe à un dispositif d'accompagnement communautaire. Le groupe social ou familial participe des progrès thérapeutiques et des nombreuses inférences institutionnelles.

Cette étude s'y attache à travers la compréhension des rechutes et la lecture anthropologique de la réactivation des symptômes comme une respatialisation du fait pathologique initial. La réactualisation des troubles corporels et psychiques interroge l'ensemble des conduites où la maladie est chargée d'une fonction opératoire et substitutive de communications manquées et de productions conflictuelles du champ communautaire.

La rémanence des troubles psychiques et mentaux se justifie d'un contexte nosologique, d'une évolution clinique et thérapeutique, mais aussi d'une explication psychopathologique qui associe le champ social et l'ensemble des références défensives et symboliques. Le symptôme est considéré comme un compromis entre une réalité interne et une réalité externe, car il permet au sujet de désactiver des situations contraignantes ou indécidables. Cette régression crée un état de dépendance dans lequel le porteur du symptôme est investi intensément par le groupe social et familial dans un mouvement réparateur illusoire et éphémère[66]. Dans cette forme de socialisation de la maladie, des conflits recréent les conditions pathogènes d'un enfouissement profond de l'individu. Socialisation heurtée, la maladie produit un regroupement des mouvements de vie qui fixent un champ complexe de l'altérité constitutive de réseaux identificatoires.

Fondamentalement, la rupture thérapeutique traduit l'arrêt des identifications et des transactions entre le malade et son environnement social et familial. Cette occurrence s'observe dans les attitudes de rejet ou de réduction des fonctions sociales du malade. La rupture thérapeutique marque alors la désunion du sujet d'avec ses attaches habituelles et son positionnement dans une représentation où se trouvent immobilisées les angoisses de l'ensemble social. Dans ce mouvement, les structures sociales sont dans une prescription paradoxale, qui s'unissent un temps pour guérir le sujet, et réalisent, un autre temps, l'effort pour le rendre fou[67]. Le sujet malade est alors destinataire de systèmes de délibérations familiales et institutionnelles où les procédés thérapeutiques et de cooptation sociale redistribuent les termes de la réalité, les territoires identitaires et les règles de l'appartenance. Cet aménagement situe notamment le champ de l'angoisse collective et l'effondrement des collusions structurantes affectives, filiales et sociales, marqué par l'altération des règles relationnelles et des suppléances thérapeutiques.

---

[66] LAPLANTINE, F. *Anthropologie de la maladie*. Paris, Payot, 1985.

[67] SEARLES, H. « L'effort pour rendre l'autre fou. Un élément dans l'étiologie et la psychothérapie de la schizophrénie », *Champs. Psychopathologies et clinique sociale*, Constantine, Médersa, Vol. 4, 8, *Folies singulières*, 2008 : 47-79.

La maladie : un paradigme social et psychologique

Les significations à rechercher dans la maladie du corps et du psychisme recoupent le mode d'organisation de l'unité structurale corps/psyché dans les représentations collectives et dans les solidarités émotionnelles élaborées[68].

Les usages culturels de la maladie peuvent être référés à un ensemble de règles, fondatrices ou protectrices, déterminées par les systèmes d'interprétation des troubles ou de la « symptomatologie » reconnue et organisée. Ainsi, des faits magiques peuvent être la cause de la maladie ou une explication sociale de celle-ci[69].

Les différents concepts de la maladie comme expression de l'influence extérieure fixent l'origine des troubles (naturelle, maléfique, biologique), leur matérialité qui suppose un travail complexe de reconnaissance, un savoir spécifique capable de transcrire des messages idéels, ceux de la souffrance réelle ou supposée, en trame spatiale et sémiotique du corps, de l'esprit et de la chair. Dans le contexte traditionnel, la maladie s'organise dans le passage de l'émotionnel, construit par un partage de l'affectivité et de la filiation spirituelle et symbolique, vers l'empirique consacré par la maîtrise des outils et des procédures matérielles de qualification des troubles et de travail thérapeutique.

Le biologique devient une métaphore de la réalité sociopolitique et le corps, le symbole dont use une société pour parler de ses fantasmes[70]. Dans la clinique, être vu et être parlé communiquent d'emblée dans la vérité manifeste de la maladie. C'est, donc, précisément là tout l'être, car il n'y a de maladie que dans l'élément du visible et par conséquent de l'énonçable[71].

La dimension sociale est déterminante où le dysfonctionnement, comme la maladie, est une sanction sociale et/ou divine de l'individu. Le malade est le plus souvent le lieu d'expression d'une

---

[68] LE BRETON, D. 1998, *Op. cit.*

[69] AUGÉ, M. et HERZLICH, C. *Le sens du mal. Anthropologie, histoire, sociologie de la maladie.* Paris, Les Archives contemporaines, 1983.

[70] DESCAMPS, M. A. *L'invention du corps.* Paris, PUF, 1986.

[71] FOUCAULT, M. *Naissance de la clinique.* Paris, PUF, 1983.

force extérieure ; il utilise, de ce fait, des attitudes paranoïdes et très rarement autopunitives. L'un des facteurs explicatifs en est la situation conflictuelle sociale qui trouve son mode d'expression à travers un récepteur qui, sur un mode transférentiel, devient porteur de la culpabilité groupale[72]. Dans sa dimension psychologique, la maladie représente souvent une situation de souffrance, de désorganisation, d'atteinte corporelle et d'entrave à la vie et à l'exercice des fonctions communautaires[73]. Elle est vécue comme une altération, un manque et un état de dépendance physique et morale. La maladie engage, alors, la gestion de la douleur et de ses remaniements subjectifs et émotionnels par le malade et par son entourage.

Thérapeutique traditionnelle

Les guérisseurs et thérapeutes traditionnels élaborent un réseau sémiotique (relatif au sens) et symbolique (relatif à la signification) qui caractérisent la maladie et la douleur. Ces codes de lecture des différentes plaintes du corps et de l'esprit permettent de localiser et de nommer des signaux d'appel en les articulant à une procédure thérapeutique. Le sacré représente une dimension importante des objets mentaux, psychiques et spirituels des sociétés communautaires. De même, il figure une passerelle vers les segments thérapeutiques à travers les leviers identificatoires de la suggestion, de l'interaction émotionnelle et du transfert.

Dans l'infini écheveau des croyances et des mythes spécifiques du groupe, s'élabore la fonction réceptive de l'inconscient qui s'appuie sur la délégation tutélaire et affective des guérisseurs et des personnages charismatiques[74]. Souvent, la thérapie fondée par et dans le groupe à une connotation cathartique et libère le flux de tensions où résident les conflits exprimés par la maladie. Aussi, autant que la maladie qui reflète les problématiques du groupe, la

---

[72] REVEYRAND, O. « Étiologie et perception de la maladie dans les sociétés moderne et traditionnelle », *Synthèse du Colloque national d'anthropologie médicale*, Paris, CNRS, 1984.
[73] JEAMMET, Ph., REYNAUD, M. et CONSOLI, S. *Psychologie médicale*. Paris, Masson, 1980.
[74] MERDACI, M. 2002, *Op. cit.*

thérapie traditionnelle, associative, possède une fonction cohésive pour les différents acteurs.

L'appréciation clinique fonde le trouble et la maladie dans un mouvement historique, celui du développement individuel notamment, pour comprendre les progrès, les arrêts et les distorsions qui affectent l'équilibre de la personne. Dans l'approche traditionnelle, la maladie révèle le groupe, ses désirs et ses conflits manifestes ou latents. L'acte thérapeutique partage la continuité qui réunit l'individu à sa référence sociale et familiale et aux références occultes développées par le groupe. La souffrance et la maladie sont considérées comme naturelles ou surnaturelles et attribuées à des origines diverses qui interrogent les membres de la société sur leur piété, leur dévouement, leur fidélité ou leur soumission[75].

Beaucoup de thérapies traditionnelles, développées contre l'agression par les mauvais esprits, le mauvais œil ou le sortilège, se sont retrouvées au courant des siècles rattachées à l'Islam. Ainsi, des savants et des connaisseurs du Coran (*fqih*) se sont retrouvés investis de capacités thérapeutiques en exorcisant la maladie par la gnose[76] ou en prescrivant des amulettes et des médications magiques ou vaporeuses à base d'encens, de fumigations et de plantes diverses. Dans ce cas, il faut souligner la similitude qui existe dans les thérapies traditionnelles étayées par la parole et les thérapies modernes issues de la capacité de verbaliser les vécus et les souffrances. Les effets thérapeutiques sont souvent dus au travail d'immersion produit par les paroles sacrées ou cathartiques et par la réceptivité psychique de la personne malade et de son groupe d'appartenance. C'est dans la dimension d'une écoute partagée et de la confidence entendue que le thérapeute réussit à transcrire l'attente du sujet et sa disposition à changer et guérir.

---

[75] S'HABOU, A. « La médecine traditionnelle au cœur d'un système symbolique », *in* LACOSTE, C. et Y. (dir.). *L'Etat du Maghreb.* Paris, La Découverte, 1991.

[76] GUILHOT, J. (dir.). *Cultures et psychothérapies.* Paris, ESF, 1981.

Contextes psychopathologiques

Dans le retour de la pathologie, il s'agit de réactivation des symptômes et de résurgence de conduites spécifiques ou troublées qui réalisent un processus circulaire de formation endogène et exogène. Cette occurrence résulte d'une rupture de correspondance avec la réalité induite par le rapport ambivalent de sollicitude et de rejet du porteur des stigmates de la maladie mentale. Au terme d'une intercession thérapeutique, le sujet est réintroduit dans un cycle de relation où prédomine un schéma de non-réciprocité qui disqualifie sa souffrance et lui impose des règles à satisfaire. Dans cette perspective, il devient l'objet d'interventions complexes qui tendent à produire dans la guérison une légitimation psychosociale. Cette finalité est souvent entravée et l'entreprise thérapeutique assimilée à l'attitude ambivalente du champ social. La pathologie traduit ainsi les contenus de la réalité où réside un rapport d'implication qui détermine de nouvelles fonctions communautaires réalisées en termes de survie et de constance objective et symbolique.

Cette saisie signe l'organisation et l'économie du champ relationnel et caractérise les interactions dans le sens d'une pratique défensive. Il s'agit d'une captation du sujet par la situation et son immersion dans un espace où se confondent les limites du passé et du présent : passé du trouble et des circonstances qui l'ont originé, présent des référents de l'angoisse et de l'impression de morcellement qui mobilisent, dans la posture dépressive, un contre-investissement du réel et des fantasmes régulateurs[77].

La maladie, particulièrement mentale, figure une entrave à la continuité narcissique et identificatoire du groupe social et de la structure familiale. Elle dérègle leurs transactions et leur système de cohésion. La maladie est également le vecteur qui provoque la convergence sur l'individu de la problématique du groupe. La rupture de correspondance sociale est référée à un travail d'exclusion du champ d'appartenance qui confronte le sujet à de nouvelles élaborations vis-à-vis du groupe social et ouvre de nouvelles préoccupations liées à son unité psychosomatique et psychodynamique. De même, la distanciation du sujet malade est

---

[77] CHABERT, C. et *al. Op. cit.*

génératrice de distorsion de l'évolution thérapeutique et de l'activité symbolique qui unifie l'homme à sa communauté. La réalité opposée au sujet, dans laquelle son désir est forclos, écarte le lien de l'autre, exacerbe le sentiment de dépendance, opprime la parole et instaure les symptômes. Ambivalence et exclusion symbolique de la personne malade désignent l'alternance de passivité et d'agressivité qui placent le sujet dans l'impossibilité de dépasser les limites que lui assignent les règles sociales.

Le contexte thérapeutique est une autre forme d'implication qui surdétermine la dissociation des rapports du sujet à ses cadres d'appartenance. Le recours aux institutions de soins, à de nombreuses formules thérapeutiques, est le lieu d'ancrage de l'inquiétude sociale à l'égard de l'individu. C'est aussi un moyen de liquidation du symptôme. La recherche d'interlocuteurs institutionnels marque une médiation qui, souvent, n'arrive qu'à bâillonner le symptôme en le dérivant de sa confluence à travers la création d'un état intermédiaire[78]. Dans sa conduite, le sujet présente systématiquement des symptômes comme autant de signes codifiés, catégorisés, fragmentés et déchus de leur vocation initiale.

Ces signes sont le ressort et le référent d'une intervention mécanisée, ponctuelle et répétitive, qui confine à la destruction des repères du sujet. Cette opération ne recherche pas les motifs individuels du trouble, mais intègre un ensemble de données dans des catégories cliniques et dans une synthèse totalisante. L'économie du symptôme situe le balancement entre un état de rémission des troubles et de régression incidente dont l'amplification signe un état pathologique et révèle la survivance du déterminisme initial de la maladie et de l'inaccomplissement avec le processus de soins, du deuil des pulsions refoulées. Ainsi, la régression et la rémanence des symptômes ne montrent rien d'autre que le retour au présent de signifiants usités dans des demandes pour lesquelles il y a prescription[79]. Le rapport électif au

---

[78] FOUCAULT, M. 1983, *Op. cit.*

[79] KREMER-MARIETTI, A. *Lacan et la rhétorique de l'inconscient.* Paris, Aubier-Montaigne, 1978.

symptôme se situe aussi dans le cadre de l'évolution de la pathologie qui dégage deux aspects :

Une logique de la maladie

La pratique psychiatrique se fonde sur la maîtrise des variations symptomatiques des troubles selon des références catégorielles, systématiques et unifiantes (déterminisme étiologique et structural, catégories cliniques, regroupements nosologiques). Cette position appartient à un souci, originellement thérapeutique, où le champ psychiatrique connaît, aujourd'hui encore, des développements relativement aux aspects nouveaux de la psychopathologie et aux manifestations cliniques rémittentes (états mélancoliques, thymies dépressives, psychoses aiguës, schizophrénies, autisme, états limites).

Une logique du sens

La rémanence des troubles contient la référence d'une justification latente et d'un développement des significations dans la dimension intersubjective du sujet. Ainsi, la pathologie du sujet peut avoir un sens relationnel, conférer une communication à l'adresse de l'entourage. Cette communication recouvre la conscience de vécus angoissants où s'engouffre l'imaginaire commun qui atteste au symptôme son contenu et sa fonction[80].

Polarités du processus circulaire

Une organisation dichotomique

Le processus circulaire s'attache à deux dimensions :

- la dimension interne du fonctionnement de la pathologie qui définit la symptomatologie, la constellation clinique et le mouvement structural de la pathologie ;
- la dimension externe du fonctionnement de la pathologie, qui détermine les modes et les champs d'intégration du sujet, les symbolismes de la pathologie dans les systèmes d'interprétation sociale et culturelle.

---

[80] BRACONNIER, A. et *al. Op. cit.*

Ces deux aspects du processus circulaire (intériorité/extériorité) sont en alternance ; l'un étant le référentiel de l'autre, ils indiquent les moments et les incidences de l'enchaînement entre la réalité des pratiques sociales et les contenus de la pathologie.

La réactivation des troubles intervient dans le processus thérapeutique, ou à son terme intermédiaire, dans une période de rémission, et signe un prolongement du symptôme lié aux problématiques du sujet et aux barrages de la réalité[81].

La dimension interne de la pathologie

Le processus de la psychopathologie se situe au seuil des organisations défensives qui caractérisent les tendances de la personnalité. Le champ clinique définit un étagement des contextes psychiques et des occurrences pathologiques qui désignent les limites des aménagements produits par le sujet. Ce cadre contient également les formes cliniques typiques qui s'objectivent et se totalisent dans les réactions psychiques et somatiques de l'individu[82]. Il existe une référence implicite à la prédisposition de l'individu et aux mouvements de désorganisation de son être psychique qui désigne son être psychopathologique.

Cette référence est actualisée dans les réactions du sujet face aux situations problématiques qui mettent en faillite son système de cohésion interne. Les conduites psychopathologiques ont une signification relationnelle et désignent le rapport du sujet aux normes qui régissent la vie collective. Elles désignent, également, le rapport à la maladie, la recherche de dépendance, le rétrécissement de la personnalité et le clivage des perceptions[83]. Dans la résurgence des troubles, la chronicité de la maladie signe l'émergence d'un dispositif de majoration de l'état pathologique originaire et la modification des considérations diagnostiques et pronostiques. De ce fait, la signification psychopathologique d'une conduite ou d'un tableau clinique n'est pas assertive, le sujet étant

---

[81] WIDLÖCHER, D. *Les logiques de la dépression.* Paris, Fayard, 1986.

[82] MARTY, P. *Les mouvements individuels de vie et de mort. Essai d'économie psychosomatique.* Paris, Payot, 1981.

[83] BERGERET, J. et *al. Psychologie pathologique.* Paris, Masson, 2004.

dans un mouvement évolutif | régressif rémittent, interchangeable (un état dépressif peut se recomposer en sémiologie maniaque, un état mélancolique décompenser vers l'impulsion suicidaire, et une pathologie caractérielle évoluer en un tableau limite).

La spécificité des pathologies rémittentes est d'être réfractaire au changement recherché par les différents abords thérapeutiques. Le processus circulaire de la pathologie participe d'un enlisement des défenses qui serait à la fois contemporain et secondaire à l'élaboration des troubles. Dans ce sens, la séquence initiale du trouble, qui vient dissoudre l'organisation antérieure, s'avère économiquement insuffisante (névroses, psychoses décompensées) et inopérante par rapport au maintien de l'équilibre psychique et mental[84].

Cette inappropriation désigne l'échec du dégagement du Moi et des tentatives de réduction des tensions qui précipitent un comportement compulsif. Cet enlisement correspond à un tableau de déconstruction du sujet. Le passage de l'intériorité à l'extériorité s'opère au seuil intermédiaire du champ de l'angoisse où la pathologie est un phénomène transindividuel relatif à l'organisation communautaire, à la continuité psychique ainsi qu'aux régulations sociales et affectives autour des contextes mortifères et des fantasmes qui s'y agrègent[85]. Le flux de l'angoisse est irréductible à l'isolement du sujet malade et aux rationalisations qui décrètent sa séparation des cadres habituels. La circulation de l'angoisse emprunte les canaux multiples de la communication, des fantasmes et des formulations discursives ; manifeste ou latente, elle détermine et module la configuration psychopathologique et les aménagements du système de réalité.

La dimension externe de la pathologie

Le passage que réalise la maladie, d'un espace interne du psychisme individuel au contexte externe des interactions sociales, marque un temps du symptôme et de la dispersion de ses significations dans un champ de pratique éclaté. La prise en charge

---

84 BRACONNIER, A. et *al. Op. cit.*

85 LACAN, J. *Les complexes familiaux en pathologie.* Paris, Navarin, 1984.

institutionnelle et familiale du sujet s'effectue dans un rapport aux cycles de la communication et aux seuils de rupture et de résurgence des troubles.

La régulation des effets de la maladie par les différents opérateurs sociaux et institutionnels a pour objet l'évitement des risques et l'organisation des défenses contre les sentiments d'anéantissement. Ces défenses concernent la protection des mythes et des valeurs structurantes. Ainsi, les propositions d'aide, de prise en charge et d'insertion du sujet constituent des règles de transposition de la pathologie dans un champ de pratiques avérées et sécurisées, principalement secrètes[86]. Le système familial prescrit alors la redéfinition des rôles à l'intérieur des structures psychiques et fonctionnelles et fixe les dispositions qui stabilisent l'angoisse[87]. Les différentes formules d'aménagement de la maladie produisent une complémentarité rigide où le sujet est dans un rapport d'attente et de dépendance.

Le fonctionnement externe de la pathologie se réfère également aux contextes de la communication et aux collusions qu'elle indique dans un système d'interaction[88]. La communication est d'indications diverses et connote des fonctions essentiellement défensives. Cet aspect permet de dénier l'autre, le rejeter ou le solliciter et l'envahir. Ainsi, chaque individu communique intensément et continuellement pour se défendre contre le danger de perdre l'autre ou de perdre sa cohésion interne. À ce titre, la maladie produit un message vers l'autre. Mais cette finalité est problématique, car l'organisation psychopathologique introduit, simultanément, une multitude d'énoncés paradoxaux ou réfractaires. Pour être explicite, le symptôme, comme mode de signalement des perturbations du sujet, sera déplacé du contexte familial vers un contexte médical où surgiront d'autres communications défensives ou modératrices. Ainsi, le processus récursif de la maladie s'apparente à une définition circulaire des

---

[86] MARGOLIS, G. J. « Identité et secret », *Nouvelle revue de psychanalyse*, 14, 1976 : 131-140.
[87] WATZLAWICK, P., BEAVIN, J. H. et JACKSON DON D. *Une logique de la communication*. Paris, Seuil, 1972.
[88] WATZLAWICK, P., WEAKLAND, J. et FISCH, R. *Changements*. Paris, Seuil, 1975.

communications où le même message est répété jusqu'à épuisement du sens initial tout en empêchant les méta-communications[89] .

Dans le système pathologique, le seuil de rupture correspond à la séquence temporelle et contextuelle de l'inversion des conduites progrédientes. Ce processus d'inversion sera dominé par des fictions individuelles et sociales délirantes de deuil et de recherche d'appartenance. Dans cette situation, les interactions s'organisent en trois étapes :

- Une étape de négation partielle du sujet. Premier temps de la séparation, du sentiment de deuil partagé par les membres du groupe familial chez qui s'opèrent des défenses latentes, celles de leurs mythes érigés en système de réalité contre la révocation de leurs fantasmes. Cette modération se traduit par la requalification des rôles à l'intérieur du groupe et une restructuration qui affecte la trame antérieure et l'ordre des organisations statutaires, sociales et affectives.
- Dans une autre étape, secondaire aux modifications thérapeutiques, l'écart entre le sujet et ses partenaires habituels se creuse et marque la dépréciation des formats identitaires et des attributions. Un ordre de sujétion s'élabore, qui transforme les interactions et prononce l'exclusion du sujet d'un espace imaginaire collectif, source de puissance fusionnelle et de continuité narcissique. Devant la perspective de perte de la relation au monde et de négation par l'autre, le sujet construit une trame imaginaire, celle du fantasme réparateur du délire d'appartenance, qui vient appuyer son aliénation dans l'autre. Cette conduite s'objective par la création d'interactions complémentaires où le sujet réalise continuellement les attentes et les fonctions qui lui préexistent dans le discours de son entourage.
- Une étape de latence relationnelle introduit la rupture et la réactivation des symptômes. Il s'agit d'une instance de vide et

[89] LUBTCHANSKY, J. « Travail du deuil, douloureuse souffrance », *in* AMAR, N., COUVREUR, C. et HANUS, M. (dir.). *Le deuil.* Alger, Sarp, 2002.

d'arrêt des communications caractérisée par l'absence de conflits, d'harmonie et de vibrations, qui favorise la réapparition d'angoisses antérieures et la décomplémentarisation des relations d'objets. Dans ce cas, il convient d'interroger ce que la maladie vient corriger, amplifier ou confirmer, concernant les caractéristiques psychiques du groupe familial, qui peut forcer le maintien du symptôme dans un individu pour nier sa propre souffrance.

Des paradigmes de la circularité

L'avènement de la maladie est une conjoncture significative de séparation, de transformation et de perte. Elle réunit, dans un même mouvement, des pulsions destructrices et réifiantes et contextualise le deuil des idéaux narcissiques et de relations d'objets fondamentalement mélancoliques[90].

Différentes élaborations déterminent ou accompagnent la réactualisation des troubles :

La problématique identitaire

La maladie réalise le retranchement du sujet hors du système de la réalité et de ses objets, qui focalisent sur lui l'angoisse et le morcellement. La régression due à l'état pathologique a un effet régulateur des flux tensionnels où se ressourcent des aptitudes vitales ou adaptatives. Après une période de soins, le sujet est confronté au champ social et, particulièrement, à une réévaluation interne qui mobilise l'ensemble de son énergie psychique orientée vers la recréation du semblable, source d'unité et d'invariance. L'expérience traumatique de la pathologie module les réactions spécifiques en direction de l'identité originelle. Contre cette synthèse du sujet, s'affirme le besoin de régénérer un système de représentation à travers le rapport Moi / non-Moi et la recherche des dissemblances entre ces deux instances.

Dans cette confrontation, le sujet malade tente de resituer une conformation imaginaire semblable à la capture spéculaire et

---

[90] DENIS, P. « Nostalgie, entre deuil et dépression », *in* AMAR, N., COUVREUR, C. et HANUS, M. (dir.). *Op. cit.*

furtive du miroir, saisie nourricière d'une succession d'images constitutives. L'instance moïque s'apparente alors à une structure avide, exclusive et défensive. Dans l'investissement nostalgique de l'*ego*, le sujet crée des latitudes pour se distancer de cet Autre, sensation interne d'un Moi sans surface de représentation. Cet investissement entrave le rapport à la réalité mais également l'élaboration du deuil qui consacre la perte d'objets nourriciers et d'images parentes[91]. Cette indication se heurte encore aux éléments de la réalité et aux manifestations coutumières qui appuient la survivance d'objets, certes abandonnés, encore investis du désir[92]. Le sentiment d'identité ne recouvre pas l'unique espace psychique, il se justifie de sa résidence dans la pratique, le discours et l'imaginaire de l'autre qui commande l'illusion de complétude et de continuité.

Les transactions psychosociales réactivent à chaque instant des convictions refoulées par le sujet, dont le retour à un caractère angoissant qui réalise le sentiment d'une inquiétante étrangeté, où les situations coutumières deviennent méconnaissables et étrangères[93]. L'excessive sollicitude sociale à l'égard du sujet malade réactualise des aspirations du Moi, objets de refoulements massifs, qui n'ont pu s'accomplir.

Le désir et l'altérité

Initialement, la maladie bouleverse l'unité interne du sujet ainsi que son système d'aliénation dans l'Autre et de collusion fantasmatique. La réapparition des symptômes de la maladie s'apparente à une compulsion de répétition, un mouvement d'autoconservation originé dans le traumatisme et en rapport avec la formation narcissique. Cette connexion détermine des retours compulsifs à des expériences pulsionnelles réifiantes qui ne s'expriment que dans un état régressif de demande et d'attente. Il apparaît ainsi que le symptôme recouvre une certaine vérité du désir. La souffrance psychique marque le passage de l'ordre sécurisant de la complétude narcissique à un ordre de rupture où

---

[91] FREUD, S. *Métapsychologie.* Paris, Gallimard, 1977.
[92] FREUD, S. *Essais de psychanalyse appliquée.* Paris, Gallimard, 1982.
[93] *Ibid.*

les pôles identitaires, les communications et les fantasmes sont récusés. Cette situation de précarité induit l'inaccomplissement des équivalents objectaux symbolisés dans la fonction psychosociale. Le désir refonde la cohésion individuelle et groupale, ouvre des interactions psychiques et prescrit les frontières de la continuité narcissique où s'élaborent les réciprocités fantasmatiques. Dans cette forme d'interlocution imaginaire, le sujet et son environnement s'associent dans une représentation commune, consciente et inconsciente, qui définit leurs mythes fondateurs. Les circonstances de la maladie et la cohorte de significations virtuelles freinent la mobilité des mythes organisateurs et la modération des transactions intrafamiliales et instaure des divisions internes.

La résistance au changement

La résurgence des symptômes traduit une résistance au changement qui s'objective dans la mise en échec des résolutions thérapeutiques. Cette incidence introduit le sujet et son entourage social dans un ordre cyclique où se succèdent les décisions thérapeutiques, les rationalisations, la stabilisation de l'angoisse et la mobilisation inconsciente contre la charge symbolique du trouble. Dans la réactivation des symptômes, il y a une aggravation de la souffrance de la personne référée aux contraintes internes mais aussi aux aspects externes de la réalité. De fait, il y a intrication entre les mobiles individuels et ceux du champ psychosocial, de sorte que la résistance du sujet est caractéristique des aménagements élaborés ou prescrits par l'environnement familial et social à travers des formats de communication modérés dans la surface du symptôme chargé d'indication homéostatique. Souvent, le sujet ne traduit pas les contradictions de son environnement auxquelles est lié le pressentiment d'un éprouvé disséminé dans les nombreuses formulations de l'autre, qui déterminent à chaque étape l'effondrement[94].

La maladie situe le sujet dans un ordre de dépendance que les diverses formules thérapeutiques n'envisagent pas. La création de

[94] WINNICOTT, D. W. « La crainte de l'effondrement », *Figures du vide, Nouvelle revue de psychanalyse*, 11, 1975 : 35-44.

situations d'écoute, dans le champ médical notamment, requalifie les échanges et les contextes alors organisés autour de la fragilité du sujet.

Le fonctionnement cyclique de la pathologie envisage une reconstruction existentielle et fantasmatique du sujet dans un mouvement récursif, amplifié et ambigu, d'autoconservation et d'autorévélation qui reconsidère à chaque étape les frontières du trouble initial. Le retour des angoisses marque l'inachèvement des indications thérapeutiques comme un prolongement de l'histoire du sujet, de ses covivances jubilatoires et mélancoliques qui entourent le désir et la mort.

La psychopathologie circulaire recouvre un ordre métonymique de constante inversion : celle, déjà, de l'inscription universelle (le mythe de Sisyphe) et de la névrose de destinée[95]. L'incidence du réel y situe la lignée des injonctions objectives et subjectives qui viennent moduler la réinsertion du sujet dans une continuité existentielle et dynamique. C'est un processus auquel participent des référents du réel : famille, groupes sociaux constitués, ensemble socioprofessionnel, relais thérapeutiques, partenaires idéalisés et conflictuels, ainsi que des facteurs moins spécifiés qui interviennent, directement ou indirectement, dans la nature et le déterminisme des réactions du sujet et de son environnement (conditions socioéconomiques, géographiques, écologiques). La réinsertion du sujet après l'expérience de la maladie est liée à la fonction du champ social, aux modalités qui rétablissent le vécu déterminé par la signification des troubles mentaux et de leur influence dans les transactions d'implication, d'alliance et de sujétion réciproque.

Cette occurrence agit alternativement sur le réaménagement et la construction de nouveaux rapports sociaux, sur un nouvel espace affectif, et sur la réapparition d'organisations pathogènes. Elle interroge, par ailleurs, la dimension de la chronicité des troubles mentaux et leur effet sur la qualité de personne des malades et sur le statut de leur humanité[96].

---

95 LAPLANCHE, J. et PONTALIS, J. B. 1974, *Op. cit.*

96 DELION, P. et *al. La chronicité en psychiatrie aujourd'hui. Historicité et institution.* Ramonville-Saint-Agne, Erès, 2004.

Voilement des femmes

Une anthropologie du pouvoir

La conjoncture sociale et politique des sociétés méditerranéennes est scandée par le questionnement des systèmes de régulation institutionnelle et législative du port du voile et par la réfutation défensive des totalitarismes qui s'en réclament.

De fait, cet attribut vestimentaire est lourdement connoté, symboliquement et dans le rituel social, comme un marqueur ethnique, spirituel et communautaire discriminant et, dans d'autres lieux, comme une pratique agrégative/ségrégative, source de règles à satisfaire et d'inclination à l'exclusion et au prosélytisme religieux. Cette réflexion, qui réfère à la dimension moins visible des fondements psychiques des transformations sociales, sera néanmoins articulée au politique.

Le port du voile dans la tradition des sociétés musulmanes n'est pas spécifié de façon notoire dans l'exégèse du Coran[97]. Cette pratique, datée historiquement, se justifie, aux plans social et anthropologique, par des règles de pouvoir et d'assujettissement des femmes. La règle de soumission, étendue à d'autres schèmes de la vie (principes de commandement, arbitrage, tutelle morale et politique, chamanisme, séductions, dépossessions, barrages, guerres, édits ataviques, morts) stigmatise la diversité et surcharge l'autre de caractéristiques négatives ou hostiles. Cette rationalité de la morale publique et identitaire est encore activée, qui situe le rapport à la féminité et au corps féminin dans un mode de dénégation, de réjection et de voilement symbolique.

Une lecture psychopathologique situe les organisations névrotiques et psychotiques dans un contexte d'échec des refoulements. L'interdit, d'essence paranoïde, porté sur le corps

---

[97] IBN KHATIR, I. *L'exégèse du Coran*, Vol. 1 à 4, trad. de HARKAT, A. Beyrouth, Dar el kotob el ilmiya, 2000.

féminin procède encore de l'échec névrotique issu des méandres de passages œdipiens et d'éprouvés incestueux.

Pouvoirs et sexualité

La tentative de se dégager de l'emprise libidinale et génitale du corps féminin s'est longtemps attachée à la création de règles opératoires de défense contre la sexualité psychique. L'internement, la migration, l'échange, l'asservissement, ainsi que l'excision ou l'exécution publique, ont constitué des postures d'évitement ou de passage à l'acte de la scène sociale face à la sollicitude du corps féminin source de malédictions, de séductions et de folies[98].

Le voilement du corps de la femme figure alors une gradation nouvelle des formes de récusation de l'érotisme féminin pourtant intégré à la vision islamique du monde[99]. La société élabore ce scotome pour lutter contre l'attrait charnel. L'angoisse générée par la génitalité de la femme n'est jamais résorbée, qui situe la permanence d'une conflictualité œdipienne et sa résurgence dans la vie psychique des adultes.

Le voilement du corps prolonge l'univers érotique féminin, ravive les fantasmes de scènes primitives et désigne des objets et des espaces transitionnels et médiateurs. Le voile constitue alors un processus métonymique qui substitue au corps les objets et les matériaux sensoriels qui s'y rattachent, le synthétisent et canalisent par d'autres voies la trame du désir. Ce rituel de désirabilité fonde une socialité de l'érotisme caractérisée par de nouveaux codes de communication et des ponctuations complémentaires qui servent au contournement de barrages sociaux et religieux. Le parement du corps représente une stratégie d'évitement où ne se tarit pas sa force érogène, ni ses ressorts dans la génitalité. Le voile, dans ses diverses désinences, situe un moyen d'écrêtement de la charge érotique et des reliefs morphologiques et transcende l'ambiguïté du corps en une caractérisation fictive de la féminité qui confère une médiation aux fantasmes de possession individuels et collectifs.

---

98 FOUCAULT, M. 1983, *Op. cit.*

99 BOUHDIBA, A. *La sexualité en Islam.* Paris, PUF, 1982.

Mais le voile traduit un double lien. Il soustrait l'érotisme du corps féminin au regard public et signale, dans le même mouvement, la maturité génitale et sexuelle de ce corps. La prescription paradoxale se résume à signifier que le voile annonce l'accession à une capacité sexuelle, mais encore frappée d'interdit car marquée par la dépendance aux énoncés spirituels, ceux des versets liminaires du texte coranique (la *Fatiha*). La licitation des fonctions sexuelles y est proclamée et établie à l'intérieur d'une parole publique qui infère la génitalité à la mémoire collective.

La procréation, essentiellement, constitue la forme d'engagement de la vie sexuelle du couple et un paradigme sociobiologique de la psyché sociale et familiale du *niqah* (coït). Cette forme de sexualisation du corps féminin, articulée aux fonctions sociobiologiques, marque le primat du lignage et qualifie de manière arbitraire le statut féminin en proclamant sa soumission sociale. Cette soumission est encore ponctuée par les restrictions culturelles ou politiques, qui refusent à la femme la possibilité de satisfactions pulsionnelles et prescrivent son infériorité en voilant son corps et ses organes[100].

La problématique du corps est articulée à une production de l'imaginaire où le désir est forclos, entravé et refoulé. Ainsi, le voilement du corps recrée la femme et intercède de nouvelles fonctions de la sexualité.

Les dimensions, sociale et symbolique, conférées au corps sont chargées de mémorisation et de transmission des séquences biographiques de durées familiales datées d'une capacité de légitimation historique des émotions et des mythes fondateurs[101]. Mais le corps féminin est aussi le lieu de pulsions cathartiques, de rituels conjuratoires, d'adresses diverses et d'esthétisation collective[102]. Ces organisations, assimilées à des formations réactionnelles, sont prédictives de profonds cloisonnements psychosociaux.

---

[100] SAFOUAN, M. *La sexualité féminine dans la doctrine freudienne*. Paris, Seuil, 1976.
[101] EIGUER, A. « Mythe familial, mythe social, mythe du couple », *Dialogue*, 94, 1984 : 86-102.
[102] BERNARD, M. *L'expressivité du corps*. Paris, Delage, 1976.

Le port du voile est symptomatique de résolutions adaptatives complexes initiées à la permanence des structures sociales. Une moralité mystique stipule le voile comme une observance de l'injonction coranique. La correspondance du voile, de la morale religieuse et d'une symbolique de pureté, autorise une activité sublimatoire assimilée à une dévitalisation des conflits objectaux référés aux pulsions, aux récurrences œdipiennes et aux investissements à caractère défensif. La socialisation du corps est alors déterminée par son travestissement défensif. Paradoxalement, l'occultation de l'objet du désir recrée la sensualité d'un corps furtif, illusoire et source de toute puissance fusionnelle et captative. Le rapport complexe au désir marque la force jubilatoire du corps, mais aussi sa morbidité somatique et dépressive qui traduisent un cycle de recommencement et de mort, de surrection et de résurrection des sens.

Intuitives, les femmes ont investi ce mode de conversion des rapports de pouvoir dans le champ social et dans le couple à travers la création de surfaces de représentation publique et le passage du groupe latent, familial et endogamique, vers l'exogroupe social et médiatique. Politiquement, le voile permet aux femmes impliquées dans une moralité mystique de reproduire des injonctions manifestes ou intentionnelles et de surinvestir le message de la domination masculine.

Enoncé publiquement, le choix symbolique et politique d'occultation du corps situe une symétrie rigide et inconsciente, une règle de loyauté qui permet aux femmes de mentaliser l'autorité des hommes et d'investir les champs de la communication publique et privée comme un contournement des solitudes et des pratiques totalitaires du contexte familial et social. La stratégie du voile opère une finalité rédemptrice et réintroduit la compulsion du désir et de la sollicitude sexuelle[103].

Ce marquage fixe les rites d'appartenance, les mythes organisateurs et la solidarité grégaire de la conscience communautaire. L'illusion libérale qui s'y rattache situe la pratique de choix du conjoint, la corrélation psychoaffective ainsi que

---

[103] REVAULT D'ALLONES, C. « Aspects politiques de la sexualité », *Dialogue*, 44, 1974 : 25-35.

l'ouverture du champ culturel et économique et l'élévation dans la catégorie de sujet. Mais la sexualité du corps est dans un cérémoniel probatoire de délégation et de dettes intergénérationnelles où la licitation charnelle et la génitalité érotique sont appelées de significations fondatrices et cohésives[104].

Le voile redistribue les modes habituels de détermination du statut féminin. Il s'y opère un sentiment d'ascension sociale et individuelle qui marque la transition du vécu féminin d'un espace d'aliénation et de sujétion vers un espace de complémentarité et de capacité de parole. Le surinvestissement de l'image publique et des référents narcissiques qui s'en dégagent requalifie le modèle érogène féminin dans un rite de désirabilité, d'exaltation pulsionnelle, de possession et d'interdit.

La circularité du désir marque encore la prévalence de rites imprécateurs, d'inclusion de l'autre et de construction d'un imaginaire médiatique autour de références symboliques, de stéréotypes, de fictions et de correspondances émotionnelles.

Cette modalité subjective du voile crée une dimension de spectacle du corps doté d'une puissance suggestive et jouissive. Mais alors, le manque du corps confère une régression des charges libidinales et la recherche d'étayages, transitoires ou durables, à l'intérieur de formules d'addiction et de transgression qui signent un recommencement des conflits identitaires et psychiques.

L'angoisse collective de la sexualité traduit un contexte d'effondrement psychique et de décompensation. Ce dérèglement indique un travail de deuil, dévitalise les contenus narcissiques et la cohérence du lien social[105]. Dans cette inclination dépressive, le corps de la femme est proscrit, sublimé et drapé car il rappelle sans cesse la matrice symbolique et génésique du corps maternel, objet de désirs inassouvis, coupables et récurrents.

La lutte contre la dépression pousse les hommes vers la création et la recherche d'équivalents libidinaux, désacralisés, pour se dégager de l'emprise pulsionnelle du corps imaginaire et foncièrement maternel. Mais il s'agit de sexualité psychique qui

---

[104] AROUA, A. *L'Islam et la morale des sexes.* Alger, OPU, 1990.
[105] SCHELSKY, A. *Sociologie de la sexualité.* Paris, Gallimard, 1968.

mute vers une contention spirituelle, seule capable de les soustraire à une relation oppressive et inquiétante. Ce fantasme, d'indication psychotique, confère une source de morcellement et de séduction insoutenables[106].

Psychopathologies

La psychopathologie qui se rattache au paradigme du voile situe quelques positions théoriques.

– *Le voile marque le retrait du corps féminin du champ visuel social.* Cette abstraction du corps désocialise les affects et particulièrement le désir génital sublimé pour réintroduire, massivement, l'angoisse de la survivance de cet objet immanent à une inquiétante étrangeté. Car le voilement du corps équivaut son omniprésence, sa permanence pulsionnelle mais aussi sa puissance phobique. L'angoisse du corps et de la sexualité qui s'y agrège signifie, au plan de la clinique, le retour à la conscience d'items fluctuants et refoulés – expériences traumatiques infantiles, séductions, agressions symboliques de castration et de séparation, indétermination des objets du désir. Aussi, même lorsqu'il est voilé, et davantage dans cette disposition, le corps de la femme continue de représenter une source d'aliénation et de dépendance fondatrice du sujet[107].

La fonction du manque, du manque du corps érotique féminin, est indécidable et source d'opacité des territoires sociaux et affectifs de la femme. Le voile introduit alors une bipolarité spatiale en spécifiant un univers du dedans, matriciel et scénique, lieu du dévoilement du corps féminin, de circulation de secrets et de fantasmes sensuels face à un univers du dehors, aseptisé, lieu de décorporéité, de croisements anonymes et atypiques, d'interactions décomplémentarisées et désunifiantes.

---

106 RESNIK, S. *Personne et psychose, étude sur le langage du corps*. Paris, Payot, 1978.

107 VANIER, A. « L'angoisse comme névrose », *Magazine littéraire*, 422, juillet-août, 2003.

– *Le voilement du corps signifie une dépossession graduelle où se réalise l'apprentissage de séparation et de perte des afférences structurales et affectives*[108]. C'est une situation de prolongement de la vie psychique, d'émergence d'inquiétudes et de demandes spécifiques à la santé du groupe social.

Le voilement du corps pourrait situer une autre forme d'oppression. Mais, les femmes voilées manifestent peu de souffrance à vivre cet état de décohabitation de leur esthétique corporelle. Ce nouvel abandon de soi marque un mouvement profond et historique de dépression et de clivage des instances psychiques, de déplacement des objets et du sens de la sexualité. Aussi, faut-il interroger ce que le voile vient modifier ou fixer dans l'environnement du sujet et du groupe social et familial et dans l'organisation de leurs transactions psychiques à travers un procédé d'intercession[109]. De fait, dans sa modalité de symptôme du corps réfracté, le voile définit un marqueur dans la vie du groupe et dans l'histoire du sujet.

– *Le voile signifie une cession de l'identité et une confusion dans la désignation des propriétaires du corps.* Il semble alors que le corps de la femme, à qui la société refuse tout étayage pulsionnel, ne lui appartient pas. Les femmes expriment le désenchantement et la solitude de cet état d'inachèvement lié à de nombreuses situations d'échec (stérilité, multiparité, souffrance, viol, deuil, abandon) qui les poussent vers la recherche de filiations narcissiques, réparatrices et rédemptrices[110].

Un discours féminin récurrent justifie alors le voile comme une indication conjuratoire. Fondamentalement, le voile connote, dans la filière spirituelle, un rapprochement de Dieu, le prétexte d'une exaltation soumise et d'une communion émouvante. Il indique

---

108 EBTINGER, R. « La problématique du corps chez l'adolescent », *Information psychiatrique*, 47, 1971 : 607-614.

109 BÉGOIN, J. « La problématique du deuil et le métabolisme de la souffrance psychique », *in* AMAR, N., COUVREUR, C. et HANUS, M. (dir.), *Op. cit.*

110 GUYOTAT, J. « Le lien de filiation et sa structure », *Psychiatrie française*, 3, 1981 : 344-350.

l'expression d'un masochisme primaire constitué de renoncements, d'inclinations émotives et de fragilité psychoaffective[111].

Cependant, la culture du voile autorise la recréation d'un potentiel narcissique dans le réseau familial et social. La femme voilée assume alors, par délégation, des valeurs de probité morale et de pureté. Cette illusion d'élévation fixe la fragilité et la dépendance de la femme et institutionnalise sa médiation dans l'énonciation de la norme sociale et des règles à satisfaire souvent restrictives et castratrices.

Le corps apparent structure la personnalité du sujet et détermine les champs de production, d'appartenance et d'identification[112]. Mais aussi un seuil de dépersonnalisation, car le voilement introduit l'ambiguïté de l'imaginaire du corps et désexualise le désir[113].

– *Le voile signale la scission du groupe social.* Ainsi, les femmes voilées au titre de la rationalité religieuse ne revendiquent aucune libération. Mais cette revendication est portée par une partie de la société pour une visibilité du corps contre l'idéologie de groupes sociaux chez qui, précisément, le voile résorbe un malaise à être et à vivre ensemble.

Cette confrontation est symptomatique de dérèglements graves des réseaux humains de la société et de l'existence d'exclusions mutuelles agies dans la culture du pouvoir et dans ses énoncés symboliques[114].

Pour certaines réalités nationales, alors fragilisées par de nombreuses fractures sociopolitiques et économiques, le voile est un marqueur d'éprouvés traumatiques et de basculement dans la violence psychosociale. Imperceptiblement, mais invariablement,

---

111 GUILLAUMIN, J. « Besoin de traumatisme et adolescence, hypothèse psychanalytique sur une dimension cachée de l'instinct de vie », *Adolescence*, GREUPP, 3. 1, 1985 : 127-137.

112 DOLTO, F. 1987, *Op. cit.*

113 SAMI ALI, M. *Corps réel, corps imaginaire.* Paris, Dunod, 1984.

114 ANSART, P. *La gestion des passions politiques.* Lausanne, L'Âge d'Homme, 1983.

l'élément féminin accompagne, favorise et arbitre les conflictualités fratricides et les déconstructions psychiques des structures sociales. Les diverses crises du champ social indiquent l'existence de souffrances psychiques et sociétales, non élaborées (solitude profonde, misère, exclusion, exurbanisation, oppression politique et économique, addiction, suicide, consomption des libertés et du sentiment de justice) et de mortification dans la déviance produite ou fantasmée et dans des oppositions ostentatoires.

– *Le voilement du corps de la femme constitue une catégorie des pratiques sociales du pouvoir corrélée à la sexualité et à la circulation des fantasmes*[115]. Il apparaît alors, que le mode d'énonciation du statut de la femme, d'élaboration de son identité sociale et psychique, d'assertion de son esthétique et de la sexualité de son corps ne constituent, en définitive, que l'expression d'une pratique de domination à travers le pouvoir de créer le désir, de l'opprimer et de le normaliser. Liciter le corps, le dire, s'oppose aux situations où il est tu et masqué. Cette capacité de donner à voir et de soustraire, de bénir et d'interdire la vie sexuelle avec la puissance de l'argumentaire coranique, confère une hystérisation du corps de la femme[116]. La bivalence du pouvoir, d'un système de pouvoir délégué aux structures sociales, instrumentalise encore la femme et son corps pour contraindre des attitudes cryptomnésiques, grégaires et subjuguées. Cette configuration psychique indique les tourments des hommes, de la société entière, portés vers des réseaux de défense contre l'angoisse, la dépression et les sentiments de persécution à déclination mortifère, agressive et suicidaire.

L'illusion d'allégeance, de refondation et d'exaltation dans la symbolique du voile ouvre une lignée de dépendances mutuelles, d'activation du défaut fondamental de l'être, de capture obsédante, d'assouvissement et de perte, de sexualité et de mort. Le voilement du corps féminin désigne à la fois son exposition

---

[115] SMIRNOFF, V. F. « Pouvoir sexuel », *Nouvelle revue de psychanalyse*, 8, 179-194, 1973.
[116] FOUCAULT, M. *Histoire de la sexualité.* Vol. 1, La volonté de savoir, Paris, Gallimard, 1976.

publique et son barrage dans une esthétique mutante constamment revisitée, tendue, affinée et portée vers une socialité normative. Cette détermination opératoire ne doit pas ignorer les limites de l'assimilation humaine et la recherche d'assurances qu'elle traduit. Ni l'indispensable resexuation du corps.

Un impensé féminin

La question de savoir si les différentes législations de la famille en Algérie développent ou entravent le processus de transformation des pratiques sociales apparaît sans intérêt face aux discours qui décomplémentarisent les principes féminin et masculin et constituent des références d'opacité et d'exclusion. Dans cette élaboration mentale et politique, il est question d'écarter la diversité, les expressions originales et dissidentes, les langages singuliers et la créativité.

Le devenir féminin dans la société algérienne est articulé à des lectures, réductrices ou relatives, de droit, d'organisation législative et de référence spirituelle ou dogmatique. Les termes du discours commun sont d'ailleurs inadéquats, qui indiquent la nécessité ou l'immanence de la libération de la femme à travers un quelconque maillage de réformes. De fait, en dépit de nombreuses opacités, de contraintes politiques ou tutélaires, le champ féminin en Algérie se consolide d'étayages divers dans les contextes de l'éducation et de l'accès aux formations diverses, du travail, des communications sociales et de la représentation publique, politique et institutionnelle. Ce constat est la marque positive de distribution de rôles sociaux, sinon prédéterminée ou incidente, encore présente dans les actions et les vocations militantes de milliers de femmes stigmatisées dans leur identité, leur liberté et leur corps.

Les règles de la République sont, au demeurant, des instruments de protection des parités citoyennes quand elles sont systématisées et identifiées[117]. Il semble que le sens des diverses résistances à la refondation des textes de droit, de législation publique et de consensus social sur les objets de la famille et de la femme, est à rechercher dans les procédés qui organisent les limites du champ

---

[117] *Cf.* Le droit et l'accès égal aux formations, aux libertés publiques, aux soins, aux actions de justice et au travail.

social et des productions de culture inclusives ou ségrégatives. La fracture se produit alors au seuil des imaginaires, souvent investis de dépendances, de soumissions affectives et mentales, de croyance surfaite et d'appropriation des objets humain et politique. Dans ce cas, il est question de signifier les ruptures en termes de pouvoirs. L'intention de réforme, d'amendement ou de questionnement des législations qui légitiment ou protègent les pratiques de pouvoirs, réels ou occultes, la prépondérance des statuts masculins, des politiques dominantes et des règles de pensée, constituent un prétexte d'affrontement des stratégies de défense et de contestation. Les arguments qui sont produits, de part et d'autre[118], ont alors une indication informative, tactique ou persuasive. Une piste de questionnement émerge qui situe l'inquiétude de segments alliés du corps social devant l'hypothèse de transformation des indications de rôles, de statuts, de rapports conjugaux et familiaux et de continuité du système de partage : la sexualité du corps féminin.

Dans l'inconscient individuel et collectif, social et masculin, le corps féminin demeure un corps sexuel, une matrice génitale et génitrice. L'élaboration sexuelle du corps féminin croise une codification de l'interdit et de la jouissance dans un procédé de délégation et de communication infrapsychique. Ainsi, le voilement et l'occultation du corps féminin sont d'indication contraphobique et signent une organisation psychopathologique des pratiques sociales porteuse d'angoisses de la sexualité et des corps maternel et féminin. Fondamentalement, il est question des territoires de la sexualité de la femme et des logiques de personne qui s'y agrègent. Dans ce système de représentation, la sexualité et la vocation érogène du corps féminin ne peuvent accéder à une socialisation partagée.

Le renoncement féminin dans le port du voile, l'abandon d'un emploi ou d'une formation, l'agrément d'une union forcée, la résignation aux pouvoirs parentaux et masculins sont des modes de ressourcement fusionnel, d'inclination dépressive, de

---

[118] *Cf.* Dans les organisations de pensée et de rigorisme islamiques et dans les formules libérales.

prégnance des barrages psychiques, sociaux et religieux et de fragmentation des biographies.

Cependant, le voilement du corps de la femme est d'allure paradoxale puisqu'il prolonge l'univers érotique et la génitalité de la femme et ravive des fantasmes oubliés et sublimés. La rationalité mystique et spirituelle, à la source du voilement des femmes, surindique des attributions sociobiologiques et des logiques de pouvoirs. Le voilement du corps confère alors une élaboration de souffrances, de prescriptions, de sacrifices innommés et de loyautés psychiques envers les acteurs fragiles du groupe social et familial marqués de négation de la sensualité et des variations esthétiques du corps sexuel.

De même, il apparaît nécessaire de resituer les fonctions sociobiologiques du corps féminin, les rationalités psychiques et de droit des diverses filiations produites ou fantasmées, ainsi que la prépondérance de l'autorité dans le couple et la famille. En Algérie, ces réaménagements de l'imaginaire féminin sont marqués de transitions qualitatives et quantitatives dans l'occupation des médiations politiques, socioculturelles et syndicales et des moralités mystiques et spirituelles dans le port du voile, souvent volontaire et mentalisé, comme un système de conversion des pouvoirs et de marquage inédit des champs médiatiques. Devant cette puissante affirmation des sujets féminins, les arguments à connotation religieuse, les rationalités diverses sont à la recherche de communions puissantes et de solidarités de barrage pour la protection de cultures de domination situées dans les énoncés symboliques et politiques. Les associations de femmes encadrées par les cénacles religieux illustrent cette stratégie de contention.

Le mouvement de l'histoire humaine est marqué de nombreuses conjonctures où la conflictualité des productions sociales, la fragilité socioéconomique, la sujétion des libertés et l'accumulation des éprouvés traumatiques introduisent, brutalement, l'intercession de l'élément féminin chargé de transgressions diverses et porteur des symptômes de la souffrance commune et collective. Dans cette prescription de loyautés et de dettes implicites, la société ressource des réflexes de domination et de pouvoir d'énonciation publique. L'hypothèse d'une réorganisation des rapports de sujets réactive, dans une modalité circulaire, les tourments ainsi que la recherche d'équivalents névrotiques ou violents.

Les biographies psychiques et sociales des hommes et des femmes en Algérie y témoignent de nombreuses références paradoxales. Cette dimension instable des personnes est également perceptible dans les représentations qui les désignent dans les systèmes de pouvoir et d'imaginaire. En Algérie, les acteurs sociaux ont réinventé les principes de la cohabitation des entités opposées. Mais la limite de cette capacité est dans la prescription de symptômes divers et de folies sociales toujours destructrices comme une oblitération de possibles avenirs. Le voilement du corps de la femme en situe une illustration, d'essence défensive, contre l'attrait charnel et l'érotisme féminin. Pour transcender la signification du corps, spécifiquement féminin, le voile désigne les sources sociales, mentales et anthropologiques du pouvoir.

Faire couple

La lecture de la structure de la famille souligne que la notion de couple s'est attachée longtemps au déterminisme des fonctions sociobiologiques consacrées notamment par le mariage et la procréation. Cette conception de l'identité et de la dynamique du couple s'appuie aussi sur l'idéologie de la primauté juridique, sociale et spirituelle de la famille. Dans ce cadrage, le couple est caractérisé sur le mode fonctionnel de la participation à la répétition de cycles productifs divers.

Les conjonctures et les dispositifs de transformation de la structure familiale, la mobilité des rôles individuels, la scolarisation longue et l'accès au travail ont modifié les critères de formation et de vie du couple ainsi que la parité des conjoints. Ainsi, la règle d'égalité des sexes, des rôles et des délégations nombreuses, particulièrement de droits, longtemps problématique dans l'histoire des couples structurés dans le champ arabo-musulman et notamment dans la scène algérienne, est surplombée par l'influence de nouvelles complémentarités sexuelles, socio-affectives, économiques et politiques. Désormais, la dimension du couple s'articule moins aux territoires internes de la vie familiale et conjugale qu'aux territoires externes de la vie publique et de la représentation. L'identité de couple, le fait de faire couple, échappe alors aux conditionnements sociobiologiques, légitimés socialement, et se construit dans la résolution d'affinités spécifiques de choix d'existence, de communauté affective et sociale, de partage et d'idéalisation interpersonnelle.

Le recentrage des typologies du couple est visible dans le contexte algérien. Il est déterminé par une conjonction de vecteurs de libération des règles tutélaires dans la famille, d'ouverture et d'interférence de modèles médiatisés ou surinvestis par identification et par mimétisme. Il est possible de le souligner dans l'épiphénomène des mariages de jeunes gens à contre-courant de la tendance sociodémographique.

La réalité du couple affleure dans les questions d'organisation socioéconomique et politique. Elle constitue également un segment de conflits dans la vie conjugale et dans le rapport au registre du droit et de la législation.

Le couple est au centre des débats de société en raison des éléments d'ouverture et de maturité, de contrainte et de fixation qu'il préfigure. Chacun peut rappeler, dans la chronique immédiate de la société algérienne, les faits récurrents de harcèlement ou d'interdiction des couples dans les espaces publics. Cette contradiction des mœurs concerne une dimension perçue du couple, en relation avec ses délibérations affectives et intimes, insuffisamment socialisée en Algérie car elle exprime une opposition latente aux pouvoirs familiaux et à l'intercession autoritaire de la censure sociale ou doctrinaire. Sur d'autres plans, la médiatisation excessive du format et de l'image du couple crée une distorsion de ses parcours.

Violences conjugales

Des ruptures s'observent dans les procédures du divorce, dans la séparation sociale des conjoints et dans les manifestations de maltraitances envers les enfants. Ce constat traduit une autre dimension de la réalité du couple exprimée en termes de santé publique. Car dans beaucoup de cas, les pratiques violentes, familiales et conjugales, se construisent dans les rapports actuels du couple ou dans l'inconsistance de ses liens.

La violence conjugale pose d'emblée la question de l'équation sociale et sexuelle, de la dimension des vécus psychologiques et relationnels et du mode de choix du conjoint. Ainsi, les femmes sont dans un statut de victimes, en raison même de leur appartenance à un groupe social placé, historiquement, dans une position d'infériorité dans l'organisation de la société. Aussi est-il possible d'entrevoir le phénomène de la violence conjugale en termes de rôle et de dépendance[119].

Les femmes victimes de violence dans la vie conjugale développent des réponses psychopathologiques de stress et de vulnérabilité, de peur, d'effondrement psychologique, physique et nerveux, d'isolement social et familial, de honte et de culpabilité. La perte de l'estime de soi et de la qualité de personne est un indice constant de dépression[120]. Les femmes victimes sont souvent exposées à une tentation (volontaire et involontaire) de déni de la violence vécue. La reconnaissance de la violence dans le couple peut entraîner une rupture, la séparation et la remise en cause de la famille. C'est également une épreuve de risque pour les enfants. Les violences conjugales s'expriment dans la pathologie des liens familiaux[121].

Les caractéristiques relatives à la construction du couple demeurent méconnues en Algérie ; elles doivent interroger la finalité de sa formation, les limites de ses fonctionnements quand son existence ne se justifie que d'usages artificiels ou surdéterminés, lorsqu'il est fragilisé par un état d'inadéquation biologique, comme dans la stérilité, et de précarité morale ou socioéconomique dans les diverses dépendances. Il faut alors envisager les pratiques de communication horizontale, les mesures d'accompagnement et de médiation, pour écarter les risques de nouvelles solitudes des femmes et de nouvelles migrations internes.

---

119 FROGNEUX, N., DE NEUTER, P. et *al. Violences et agressivités au sein du couple*. Louvain-la-Nouvelle, Académia-Bruylant, 2009.

120 MERDACI, M. *Psychopathologie de la violence. Monographie descriptive*. Constantine, Médersa, 2010b.

121 DE NEUTER, P. et BASTIEN, D. *Clinique du couple*. Ramonville-Saint-Agne, Erès, 2007.

Exosexualité

Imprécation du corps sexuel

Le questionnement des sexualités, particulièrement dans les sociétés fragiles, demeure, autant que la dignité, le sentiment de droit et la construction du progrès, un thème récurrent et critique. Dans une société aux cultures instables, le débat sur la sexualité comporte des dérives et des repères problématiques et la volonté tenace de cloisonner et d'opprimer les libertés individuelles et collectives, de censurer les différences. Ainsi, un appel à condamner les fornicateurs non conventionnels est audible, qui ouvrira la voie à la chasse aux expressions impies, à la pensée de la marge et à l'irrévérence politique. Comment interpréter le sexuel dans un pays où la consommation effarante de stimulants sexuels est symptomatique de profondes solitudes des corps et où la prostitution, dans les deux sexes, développée dans des frontières de risques pose, frontalement et douloureusement, un problème de santé publique et de communication verticale du contexte psychosocial. Car le trop-plein du sexuel exprime, *a contrario*, la vacuité des êtres et la disparition des productions sociales sur les registres divers de l'égalité, de la libération et de la créativité.

Le champ de la sexualité

Le sexuel peut s'argumenter comme un paradigme biologique. Mais la sexualité est une dimension spécifique et implicite de développement et d'apprentissage des fonctions sociales, psychiques et symboliques. Il paraît alors indispensable de nuancer les positions sur cet objet pour éviter les pièges de références mythiques et d'explications désuètes. À ce propos, la lecture d'un excellent essai d'Ahmed Aroua[122] situe la plénitude accordée par Dieu dans *Le Livre du Coran* au fait sexuel et à la sexualité édifiée comme un ressort de l'humanité. Et de fait, on ne peut plus considérer l'objet sexuel comme un sujet tabou en Algérie. Il ne

[122] AROUA, A. *Op. cit.*

l'est plus depuis que les enfants se sont affranchis de barrages tutélaires et de l'autorité symbolique des parents. Il ne l'est plus, pour de nombreuses catégories de la société, depuis que des médias divers diffusent des images parentes et des interférents significatifs ou à forte connotation érotique. Mais, essentiellement, depuis que la puissance du corps s'est replacée comme un élément modérateur des transactions de personnes, de groupe et de sources d'influence.

Le sexe est parlé et agi, largement, et il est prégnant dans les préoccupations des jeunes et des moins jeunes comme un moteur d'intégration et d'exclusion. Certes, beaucoup de flottements, d'ostracismes, d'imprécations et de résolutions contradictoires encadrent le champ de la sexualité et le rapport mental et subjectif au sexuel et principalement au corps sexuel. Cela tient aux systèmes de délégations définis dans les contextes sociopolitiques et législatifs qui renforcent d'arguments divers, notamment religieux, l'enfermement des groupes minoritaires, dont celui des femmes, dans une disposition victimaire ou soumise. Ainsi, moins les femmes s'épanouissent dans leurs fonctions identitaire et sociale, moins sera marquée leur visibilité comme actants sexuels. Il en sera de même pour les sexualités latentes de l'homosexualité.

La question de la sexualité ne s'attache pas, exclusivement, à des aléas articulés à la frustration sexuelle ni à la découverte ou à l'expérience de la sexualité génitale. Le risque serait de focaliser sur le génital et d'organiser une nouvelle dérive de type didactique, au prétexte qu'il est nécessaire d'introduire les enfants et les sujets adultes de la société aux divers registres de la sexualité. Il est fondamentalement vrai qu'un enseignement de la biologie sexuelle et de sa dynamique psychique et corporelle est utile, autant que de connaître les dispositifs préventifs et sanitaires de la sexualité. Mais la sexualité ne s'enseigne pas. Sauf sur un mode normatif ou totalitaire. Car la sexualité, c'est la vie et un mouvement de vie porté par une pulsion profonde de partage et de complétude. Aucune pédagogie de la sexualité ne pourra faire l'économie d'une transformation des réseaux de mentalité dans la famille, dans les interactions sociales, dans les qualifications spirituelles et dans le regard de la société. De même, une éventuelle évolution des mentalités suppose un réaménagement profond du statut juridique et spirituel des personnes dans les catégories minoritaires, de la famille, de l'identification des propriétaires effectifs des corps, des chartes conjugales et du droit de jouissance lié aux vocations sexuelles du corps[123]. Une utopie.

Il est possible de citer, à ce propos, les détresses qui accompagnent la jubilation éphémère de très nombreuses jeunes filles ou jeunes femmes devenues enceintes, empêtrées dans une gestation traumatique ou à haut risque et condamnées à l'errance et à la mort sociale. Que dire des milliers d'enfants qui naissent hors mariage en Algérie sous l'impulsion de l'expérience charnelle et gisent dans le mépris et dans les mouroirs de sombres institutions[124] ?

Émergence du corps sexuel

Des modèles esthétiques nouveaux dans le champ visuel algérien sont portés par la puissance érogène des corps. Il s'agit d'une dimension de rupture importante dans la transformation des pratiques sociales. Il s'agit aussi d'un dérèglement symptomatique des réseaux identitaires, masculins et féminins, et des résolutions de vies sexuelles. Des délégations de souffrances, notamment dans le champ féminin, sont nettement soulignées. Le viol, l'asservissement, le travail de l'enfantement, particulièrement dans les conjonctures traumatiques, en sont des aspects immédiats[125]. De la même manière, la souffrance des femmes et des acteurs fragiles est portée par les aménagements érotiques du corps et par le développement de puissances attractives qui agissent comme une recomposition des structures perdues, des identités et du coefficient d'estime. La résurgence du corps sexuel féminin et masculin en Algérie a accompagné une période pénible de violences sociales et de réfutation oppressive des personnes. Le contre-investissement sociopolitique et culturel fédéré par le corps

[123] Des femmes et des hommes vivent et assument les diverses fonctions biologiques et sociales sans être reconnus comme propriétaires de leurs corps qui appartiennent aux tutelles réelles ou symboliques du champ social.

[124] MERDACI, M. *Enfants abandonnés en Algérie. Une clinique des origines.* Paris, L'Harmattan, 2007a.

[125] MERDACI, M. 2010b, *Op. cit.*

sexuel représente un travail de refondation à la mesure des dépossessions engrammées et contre les dominances du discours dogmatique. Mais il s'agit d'une résolution troublée, paradoxale et oppositionnelle, exprimée par la caractérisation mutante du voile élaboré, désormais, dans les versions "*hidjab-corsaire*" et "*string-hidjab*", comme un mode de ralliement, de contestation et de positionnement libertaire. Ainsi, le corps sexuel vient combler, à l'intérieur même du format esthétique religieux, le déficit de parole, de représentation sociale, politique et identitaire et juguler des périodes et des objets de souffrance et de perte des références[126].

Une exosexualité

La notion d'exosexualité indique l'émergence de nouveaux marqueurs de la sexualité ainsi que la manifestation bruyante et spectaculaire du caractère érotique de productions diverses. L'extériorisation de la vie sexuelle et des revendications liées à la vie sexuelle est appuyée par les manifestations érogènes des corps, des discours, des objets et des dispositifs de la séduction. Elle fonctionne aussi comme une permanente constatation[127], une démarche régressive et un recours défensif contre de nombreuses angoisses et des frustrations répétitives[129]. Dans le discours actuel, la problématique sexuelle parait arrimée à une carence de satisfactions biologiques, de modalité génitale, essentiellement fondées par le plaisir. Ce constat doit être mesuré.

La pratique sexuelle s'infère à la maturité des structures psychiques et du statut social. Il serait abusif et dangereux de lier l'accès à la sexualité à un dispositif de grande permissivité ou d'oppression excessive. Dans les deux cas, il y a perversion et pression au dérèglement émotionnel, mental et comportemental. La psychologie et la psychopathologie l'indiquent régulièrement :

---

[126] MERDACI, M. *Adolescence. Une clinique sociale.* Constantine, Médersa, 2010c.

[127] MENDEL, G. *Anthropologie différentielle.* Paris, Payot, 1972.

[129] À ce titre, l'affiliation au moteur d'exposition publique que représente Facebook pour des milliers d'Algériens est un indicateur significatif, ainsi que leur présence massive dans les forums interactifs sexuels d'Internet.

l'enfant et l'adolescent baignent naturellement dans la sexualité. Il s'agit d'une sexualité psychique. Mais leur exposition hâtive à la sexualité génitale peut les tuer dans leur corps et dans leur affectivité.

La formation des ressources sexuelles réside à un niveau d'élaboration complexe, de développement de la capacité de sublimer, toujours attachée au désir, et de contournement d'une libido sans objets, névrotique, caractérisée actuellement par la recherche d'objets sexuels furtifs et de plaisir brutal. Que recherchent les jeunes à l'intérieur ou à l'extérieur des frontières ? Ils ne rechercheraient assurément pas une libération des sexualités génitales qu'ils sont en mesure de réaliser sans le recours aux exils traumatiques et aux productions à risques, dont la toxicomanie et l'émeute.

Le surinvestissement actuel de la lignée sexuelle, l'érotisation des conduites et des communications sociales, les diffractions des productions sexuelles, les pratiques limites de la prostitution, l'agression sexuelle des enfants et la fragilisation des identités sexuelles, semblent dans un rapport très marqué aux imaginaires de souffrance libidinale et psychosociale, de désirabilité, de reconnaissance et de socialisation du corps érotique et des fonctions sexuelles comme des segments déterminants de l'appartenance et de la qualité de personne. Dans le contenu de ce message, émerge la transition du biologique, niveau opératoire de la vocation sexuelle le plus investi actuellement dans les discours et les logiques dominants, vers le culturel qui en serait une dimension symbolique et contenante, modératrice et intégrative. Les problématiques sexuelles représentent une traverse réparatrice dans la conjoncture de reconstruction du champ sociopolitique et culturel algérien. Il s'agit d'une médiation symbolique et affective des dimensions de crise sociétale, communautaire et familiale en l'absence d'autres réseaux de métacommunication sur les privations, les injustices et la précarité.

Dysparentalité

Un temps de souffrance

Dans les réalités nationales du Maghreb, beaucoup de femmes vivent péniblement la blessure de l'infécondité de corps réfractaires accompagnée de reproches latents et de révocation secrète de leur capacité maternante. Le désir d'enfant, élaboré dans la démarche adoptive que le mythe charge du pouvoir de réhabiliter les fonctions procréatrices, constitue pour elles un imaginaire de resexualisation de leurs corps et de levée de l'ambiguïté attachée à leur féminité.

Dans ces situations de solitude, les femmes perdent la capacité de parole et inventent des interactions circulaires au corps. Les tatouages et les scarifications en signent une graphie de douleur et de deuil et informent les fragilités, les dévotions et les incertitudes. En raison de disqualifications nombreuses de la scène sociale, familiale et conjugale, des souffrances sont prescrites aux femmes par les marquages violents de leurs corps et l'effraction des matrices physiques et psychiques comme des indicateurs récurrents de vocations victimaires et de dérèglement des liens dans la communauté.

Une impossible parentalité

La situation du couple impliqué dans la recherche d'adoption est doublement signifiante, qui impose, d'une part, le réajustement des attributions sociales et des solidarités nécessaires à l'affiliation aux groupes sociaux[128] et introduit, d'autre part, la reconsidération des instances psychiques et des codes de mutualité[129].

---

[128] BREHM-SHARON, S. « Les relations intimes », *in* MOSCOVICI, S. *Psychologie sociale.* Paris, PUF, 1990.

[129] LEMAIRE, J. G. *Le couple : sa vie, sa mort.* Paris, Payot, 1979.

L'impossibilité de procréer ou son affirmation organique, la validation d'une durée d'infécondité[130], la stérilité d'un conjoint, le décès d'un nouveau-né, sont des événements qui précipitent la vulnérabilité du couple. Il s'y crée un contexte dysharmonique situant le couple dans un rapport simultané au corps biologique et sexuel, aux risques sociologiques et à la rupture des liens psychiques qui fondent la relation duale.

Les attitudes du couple face à la stérilité produisent des affects de culpabilité et de négation, dont l'inclination sera plus marquée sur le plan d'une désexualisation psychique de la vie conjugale[131]. Ce contre-investissement marque que la sexualité du couple est une pratique codifiée par l'assentiment ou la réprobation sociale[132] qui caractérise la génitalité érotique par un statut délictueux[133]. La vie sexuelle licitée par les institutions du mariage ne se dissocie pas de la procréation. Le groupe social y investit un mouvement vers l'altérité et la création d'une descendance héritière, un tiers imaginaire qui viendrait habiter la psyché familiale[134], corporéité du fantasme originaire de la matrice généalogique et de l'illusion parentale[135].

La procréation est un puissant marqueur de la socialisation du couple. Les fonctions maternelles et paternelles y sont valorisées, qui ouvrent de nouveaux territoires à la vie collective et facilitent l'agrégation au groupe social[136]. La dévalorisation narcissique, le sentiment d'abandon, le mouvement de renoncement à soi[137],

---

130 SCHWARTZ, D. « Importance de la durée d'infécondité dans l'appréciation de la fertilité du couple », *Population*, 2, 1981 : 237-250.

131 LEMAIRE, J. G. *Op. cit.*

132 AROUA, A. *Op. cit.*

133 *Ibid.*

134 RUFFIOT, A. « Fonctions mythopoïétiques de la famille », *Dialogue*, 70, 1980 : 3-19.

135 LAPLANCHE, J. et PONTALIS, J. B. « Fantasmes originaires, fantasme des origines, origine du fantasme », *Les Temps modernes*, 215, 1964.

136 GODARD, F. *La famille, affaire de générations*. Paris, PUF, 1992.

137 KHAN, M. « Ne pas se souvenir de soi-même », *Nouvelle revue de psychanalyse*, 15, 1977 : 59-67.

accentuent les risques d'effondrement[138] et les angoisses liées à l'immaturité psychosexuelle[139], ainsi qu'au morcellement de l'identité duelle dont se justifie l'illusion amoureuse[140]. De nombreux indicateurs des mobiles de l'adoption font ressortir l'organisation défensive contre le mutisme et la révocation de l'idéalisation psychique de l'autre. Il y apparaît que la dyade pure est un vécu intolérable et oppressif[141].

L'espace de la consultation révèle les structures profondes du couple ou d'un conjoint. C'est un lieu de dédramatisation, de circulation de non-dits, de résurgence de violences œdipiennes et de revendication réparatrice. C'est, également, le lieu où se projettent les facteurs de risque liés au projet parental et à la parentalité et se composent les émotions relatives au protocole psychique et social de la parentalité spécifiée comme une création, consciente et inconsciente, associée au prisme de la filiation et de l'affiliation[142]. Le désir d'enfant indique une refondation des enjeux de la vie et de la relation à l'autre[143]. Il reflète aussi le travail psychique de la parentalisation[144], processus par lequel se construisent la pulsion, l'apprentissage et la pression à être parent. Il existe une interférence, souvent indécidable, entre les données psychiques, sociales, biologiques et anthropologiques de la parentalité[145]. Car le désir et la création d'un enfant sont le recommencement d'une expérience passée, un travail de

---

138 WINNICOTT, D. W. « La crainte de l'effondrement », *Nouvelle revue de psychanalyse*, 11, 1975 : 35-44.

139 TORDJMAN, G. *La maladie conjugale*. Paris, Denoël, 1973.

140 RUFFIOT, A. *Op. cit.*

141 EIGUER, A. « Mythe familial, mythe social, mythe du couple », *Dialogue*, 84, 1984 : 86-102.

142 GUTTON, Ph. « Parentalité », *Champs. Psychopathologies et clinique sociale*, Constantine, Médersa, Vo. 2, 3-4, *Enfances*, 2006 : 143-166.

143 *Idem.*

144 LEBOVICI, S., cité par GUTTON, Ph., *Op. cit.*

145 Pour le concept de *parentalité*, voir le travail de CLÉMENT, R. « Parentalité et dysparentalité », *Le groupe familial*, Paris, FNEPE éditeurs, 112, 1985.

transmission[146], d'actualisation du Roman familial et de reformulation des mythes et des récits qui l'organisent[147].

L'observation clinique dégage chez de nombreux candidats à l'adoption un contexte psychopathologique sous-tendu par des mécanismes névrotiques. Le rythme, la durée et la succession des entretiens s'organisent autour de la recherche et de la compréhension des déterminants manifestes ou latents de l'adoption. Certes, dans cette dimension d'écoute, le clinicien entend et repère des lieux de souffrance plus profonds que le seuil initial du désir d'enfant et ses corollaires d'enfouissement psychique, d'inhibition et d'élaboration défensive[148].

La demande d'aide est rarement explicitée pour le couple ou pour un conjoint. Elle demeure latente et ses contenus ne sont pas, systématiquement, attribués à la relation conjugale. Il y apparaît que le désir d'enfant et la recherche d'adoption fonctionnent, invariablement, comme des recours compensatoires et ambivalents, chargés d'affects dépressifs et de déterminations opératoires[149]. Mais il n'existe pas toujours de biais capables de véhiculer des communications duelles, celles du couple notamment, ou triangulaires, associant un tiers. Ainsi, les écueils du langage, des modes de communication, du niveau socioéconomique et culturel ne facilitent pas une formulation de l'imaginaire, ni du sens attribué aux démarches du couple. Il existe des occurrences où le mutisme, les marques de distanciation et les dissensions du couple surplombent toute perspective de mutation et indiquent un risque de dysparentalité. Ces situations sollicitent le clinicien et ses mécanismes contre-transférentiels concernant la visibilité des lieux réels ou imaginaires proposés à l'accueil de l'enfant.

La dimension du risque est tangible dans le vécu mortifié du couple et de ses rapports à l'environnement. Elle l'est encore dans le contexte institutionnel où l'intervention en faveur des enfants et la propension à avaliser ou réfuter des vocations parentales ouvre

---

146 GUTTON, Ph. 2006, *Op. cit.*
147 SOULÉ, M. et *al. Le nouveau roman familial*, Paris, ESF, 1984.
148 MERDACI, M. 2007a, *Op. cit.*
149 MARTY, P. *Op. cit.*

la voie à de graves confusions[150]. Celles-ci introduisent des interrogations sur la nature et le contenu des contextes – socioculturels, politiques et législatifs – qui recouvrent les procédures adoptives.

L'absence de techniques de substitution à la procréation coïncide avec l'existence de populations d'enfants abandonnés placés en institutions sociales et hospitalières. Cette situation a favorisé l'apparition d'un mimétisme social caractérisé par l'accès au statut parental. La singularité de cette revendication pose la question des dimensions symboliques, psychosociales et anthropologiques du désir d'enfant et lui servent de ressort[151].

Le mouvement vers la parentalité est récent dans la réalité algérienne. Il s'est développé depuis quelques décennies en raison d'une forte récession des structures familiales traditionnelles, de la distorsion du pouvoir parental et de la mutation des bases socioéconomiques de référence[152]. Durant les premières années d'indépendance, l'adoption figurait une pratique spécifique aux familles de notables, ou à celles ayant déjà une descendance établie. Dans un contexte de proscription de l'adoption plénière, cette pratique initiait des actions de bienfaisance envers des êtres abandonnés à la vie ou des enfants déjà dans une lignée de parenté. De fortes charges symboliques et émotionnelles accompagnaient l'accueil d'un enfant qui précédait le vœu de pèlerinage, l'aboutissement d'une carrière, ou la fin d'une existence. Un ensemble de connotations mythiques conférait à l'adoption les effets d'une survie au-delà de la mort[153], où la structure mentale établissait des règles qui n'autorisaient pas la divulgation de l'impossibilité de procréer avant l'achèvement du processus ménopausique de la femme.

---

150 NOËL, J. « Le pouvoir de fabriquer des parents », *Les soignants à risques,* SOULÉ, M. (dir.). Paris, ESF, 1986 : 65-78.

151 GAVARINI, L. *La passion de l'enfant.* Paris, Denoël, 2001.

152 BOUCEBCI, M. « Psychopathologie du couple algérien », *in Maladie mentale et handicap mental,* Alger, ENAL, 1984.

153 BASQUIN, N. et BASQUIN, M. « Quelques remarques sur la psychodynamique de l'adoption », *Lieux de l'Enfance,* 42, 1986 : 125-137.

Cette injonction au secret, qui alors informait les modes de complémentarité dans le couple, se retrouve encore à l'œuvre chez de nombreux candidats à l'adoption. Le scotome posé sur les corps réfractaires ne manquera pas d'introduire, plus tard, le problème de la révélation des origines[154].

Dans cette prescription du Roman familial, s'introduit la clinique récurrente des troubles de la personnalité et des violences de l'adolescence, aux conséquences déchirantes pour l'enfant et sa famille adoptive.

L'idéalisation de l'adoption ne devrait pas occulter les dispositions inconscientes du couple, ses aménagements défensifs et fantasmatiques, ses modes de sublimation[155]. Elle situe le questionnement de ses compétences adaptatives à des êtres étrangers et souvent étranges, car déjà porteurs d'une histoire. Des êtres longtemps fantasmés, mais rarement la duplication du rêve et de l'enfant imaginaire[156]. Là encore, de nombreuses déceptions font vaciller la vocation parentale et remettent en cause l'illustration initiale du désir d'enfant[157].

Psychodynamique du couple

Les couples qui sont dans une procédure de l'adoption sont déjà au faîte d'un ensemble d'aménagements transitoires : travail de deuil, désactivation des risques sociologiques, redéfinition psychique de leurs objets, transfert des charges hostiles sur des thématiques excentrées et moins contraignantes[158]. Ces dispositions n'excluent pas la constatation permanente de leur souffrance narcissique, ni des éléments conflictuels qui s'y rattachent. Dans le couple stérile, il se produit une altération des réciprocités et souvent l'immobilisation des investissements

[154] SOULÉ, M. et *al.*, 1984, *Op. cit.*

[155] BYDLOWSKI, M. « Les enfants du désir, le désir d'enfant dans sa relation à l'inconscient », *Psychanalyse à l'Université*, Vol IV, 13, 1973.

[156] SOULÉ, M. « L'enfant dans la tête, l'enfant imaginaire », *in La dynamique du nourrisson*. Paris, ESF, 1983 : 135-175.

[157] COHEN, F. « L'enfant impossible », *Perspectives psychiatriques*, 4, 1978 : 358-365.

[158] COSER, L. A. « Les fonctions des conflits sociaux », *in* Lévy A., *Psychologie sociale*, Paris, Dunod, 1970.

libidinaux ou l'accroissement du sentiment de dépendance vers le porteur de la stérilité. La culpabilité y est partagée et envahissante, qui définit les empêchements du vécu parental et des jouissances qui y sont éprouvées[159].

Cette situation entrave le vécu biologique et psychosexuel du couple en occultant l'expérience fusionnelle de la grossesse et de ses rapports inconscients aux relations archaïques avec la mère. La recherche de la maternalité s'articule ainsi aux traces d'un état symbiotique qui figure un champ de désir et de non-désir et de superposition du désir de grossesse et du désir d'enfant[160].

La maternité et la procréation introduisent le rapport symbolique des transitions matricielles au pouvoir féminin et aux identifications maternelles. Indépendamment du désir d'enfant, la grossesse est significative de la levée de l'ambiguïté du corps féminin[161]. La femme y cesse d'être la fille de sa mère, son objet narcissique, à travers l'expérience de l'enfantement et de l'auto-engendrement par identification au fœtus porté par la mère[162]. Pour la femme stérile, ce fantasme de la modification est forclos et l'enfant imaginaire manqué[163], qui montre l'hallucination lacunaire[164] et l'inéluctabilité de la faille. Cette béance du corps crée des situations de fusion, encore étayées par le désir d'enfant ou de déviation des charges affectives qui organisent les interactions et la complémentarité objectale du couple. Cette désafférentation introduit un ensemble de métarègles dans le processus d'estime interpersonnelle et dans la formulation des attributions[165].

Diverses élaborations défensives informent les collusions du couple face à l'échec de la procréation. S'y illustrent, notamment,

---

[159] FRESCO, N. et SYLVESTRE, D. « Faire un enfant », *Nouvelle revue de psychanalyse*, 19, 1979.

[160] PERNIN, D. et GUELFI, C. « Désir pathologique de grossesse », *Psychiatrie du praticien*, 5, 1981.

[161] SAMI-ALI, M. *Op. cit.*

[162] PERNIN, D. et GUELFI, C. *Idem.*

[163] BASQUIN, N. et BASQUIN, M. *Op. cit.*

[164] RESNIK, S. *Op. cit.*

[165] BREHMS-SHARON, S. *Op. cit* ; RESNIK, S. *Op. cit.*

la transformation des règles d'autorité en règles de loyauté et la réfutation des lieux structuraux qui désignent l'immaturité d'un conjoint, le refus ou la phobie de la maternité[166]. Cette disposition marque l'émergence d'une identité de couple frappée de secret[167] et des conduites d'évitement des pratiques totalitaires d'un argumentaire normatif de la fécondité[168].

Les divergences sociales liées à l'infécondité du couple mobilisent des catégories ségrégatives et des biais intensifs de l'imaginaire du couple à travers l'imposition d'une somme d'invariants culturels, généalogiques ou mythiques, qui apparaissent comme autant de dettes envers le groupe social[169].

La contagion des modèles familiaux développe chez le couple un sentiment minoritaire et la persécution d'assimilation aux effets de renforcement de sa dialectique et de ses problématiques psychiques[170]. Cette précarité, induite par la pression sociale ou institutionnelle, marque que le couple n'est pas fondé de personnes objectives, mais d'un imaginaire groupal constitué de part et d'autre de projections personnelles et de liens familiaux signifiants, d'histoire, de désirs et de conflits[171].

L'injonction de procréer y est figurée comme un instrument de reproduction de l'ordre social[172] qui assimile le désir parental du couple à une dimension projective et cathartique des angoisses de mort dans le groupe social et familial.

---

166 BYDLOWSKI, M. 1973, *Op. cit.*

167 MARGOLIS, G. J. « Identité et secret », *Nouvelle revue de psychanalyse*, 14, 1976.

168 LANGEVIN, A. « Planification des naissances : de l'idée de nombre à l'idée de moment », *Dialogue*, 72, 1981 : 11-24.

169 EIGUER, A. *Op. cit.*

170 TORDJMAN, G. *Op. cit.*

171 MARVEY, G. *Le couple malade*. Paris, Masson, 1977.

172 PEDROT, Ph. « Filiations biologiques et filiations sociales », *Nouvelle revue d'ethnopsychiatrie*, 21, 1993.

L'imaginaire de l'enfant

La recherche d'adoption détermine un réseau de filiation symbolique, sociale et affective[173]. Le désir d'enfant connote également l'établissement d'une filiation narcissique qui viendrait combler le vide des filiations biologiques ou instituées[174].

Cependant, ce qui paraît pertinent dans l'adoption et le désir d'enfant, ce n'est pas l'enfant lui-même, mais l'antériorité du manque[175] et des difficultés du couple à se situer dans une histoire ou une projection de l'imaginaire. Le désir d'enfant illustre une défense contre les pulsions de mort et le retour en un passé d'oblitération et de négation de soi[176].

Le désir d'enfant semble articulé à un autre imaginaire, certes insaisissable, celui du désir qui autorise une resexualisation du corps et sa projection dans une résurrection des sens, de l'amour et de la vocation humaine. Dans ce biais, l'adoption convoque la solidarité du mythe qui confère à l'enfant le pouvoir de réhabiliter les fonctions procréatrices[177]. L'unilatéralité du désir situe de nombreux risques pour la santé mentale de l'enfant qui sera tantôt surinvesti, tantôt précarisé, pour n'être que le maillon d'une histoire conjugale, l'incarnation d'une perte, l'étai d'une illusion[178].

L'inclusion totémique[179] de l'enfant marque le caractère possessif et la puissance cooptative du désir. En effet, la filiation thérapeutique de l'acte adoptif est doublement implicite, qui résorbe la souffrance du couple et, par délégation, celle du groupe social. Elle ne dit pas combien est démesurée la peur commune et fragile la réassurance face à cet Autre, géniteur, conscience

---

173 CUKIER-HEMEURY, F. « Filiations, ruptures, perspectives », *Nouvelle revue d'ethnopsychiatrie*, 21, 1993.

174 GUYOTAT, J. « Grille pour un repérage des singularités de la filiation », *Psychanalyse à l'Université*, T 4, 16, 1979.

175 VERDIER, P. et SOULÉ, M. *Le secret sur les origines*. Paris, ESF, 1986.

176 CASTETS, B. *La mort de l'autre*. Toulouse, Privat, 1982.

177 LAUNAY, C. et ROUILLARD, C. « L'adoption favorise-t-elle la conception ? », *Lieux de l'enfance*, 1986 : 149-161.

178 GOLDSTEIN, J., FREUD, A. et SOLNIT, A. J. *Dans l'intérêt de l'enfant ? Vers un nouveau statut de l'enfance*. Paris, ESF, 1978.

179 NEUBERGER, R. *L'autre demande*. Paris, ESF, 1984.

imperceptible mais obsédante de la dette de loyauté du couple et de son groupe social. L'évocation de l'autre, géniteur ou matriciel, marque le retour du refoulé et les stigmates du corps, asserte le manque, réactive les évitements et les besoins de régulation.

De nombreuses situations introduisent ou désignent l'instabilité objectale de l'être investi par la mesure adoptive. Elles sont caractérisées par une filiation juridique et historique de l'enfant adopté, l'absence de gratifications immédiates, la fixation du sentiment de dépendance et la rupture dans la mort. Ces occurrences fragilisent la règle parentale et baignent d'incertitude l'humanité que recouvre l'adoption[180].

La référence sociologique paraît pertinente dans la formation du lien associatif du couple. Elle est présente, pareillement, dans ses distorsions dans l'effet d'immaturation sociale produit par la désunion ségrégative du groupe social et de son insistante sollicitude[181]. La pression à une normalité rationnelle, articulée aux fonctions sociobiologiques du corps, à travers le rite de la procréation et des adjuvants thématiques qui l'accompagnent[182], fonde le répertoire de multiples décompensations réactionnelles.

L'investissement social du corps, de ses identifications sexuelles et biologiques conférées à la reproduction, situe les termes d'une opposition inconciliable. Le corps féminin, notamment, y est placé dans un rapport organique avec le corps social, l'espace familial et le maternage de l'enfant[183]. Ce mode de sexuation du corps féminin – par son ajustement aux fonctions procréatrices – stipule la qualification du statut féminin dans des attributs arbitraires et dans un ensemble de dispositions d'être, de penser et d'agir, socialement soumises.

La dimension symbolique du corps est ainsi rattachée, dans les divers processus de socialisation, à une fonction de mémorisation et de transmission des séquences biographiques des durées

---

180 CLÉMENT, R. *Parents en souffrance.* Paris, Stock, 1993.
181 BOUCEBCI, M. *Op. cit.*
182 Notamment la virilité, la fertilité, la pureté, la duplication de soi, l'altérité.
183 SENARCLENS, M. (de) et FISCHER, W. *Aménorrhée : féminité impossible ?* Paris, Masson, 1978.

familiales ou sociales totalisées et intériorisées, datées d'une capacité de légitimation historique des émotions et des mythes fondateurs[184].

Dans ce registre, la stérilité du couple confère un manque du corps, une rupture des stratégies unifiantes des contextes familiaux et sociaux et de l'historicité[185]. Il s'y traduit également une disqualification des relations sexualisées du couple et une démarcation troublante des identités sexuelles individuelles et des différenciations sociales qui s'y rattachent[186].

L'impossibilité pour le couple de se conformer aux attentes de l'ordre social, au plan partiel de ses fonctions organiques, introduit dans son vécu psychique et identificatoire le sentiment d'une ambiguïté déstructurante et la suggestion mortifère du ressentiment collectif[187]. Elle marque, aussi, l'occurrence de l'éclatement de la structure du désir, où l'autre n'est plus attractif, relayé par diverses régressions et revendications narcissiques. La réprobation de la déviance des fonctions génitales du couple est surdéterminée, au plan de sa réalité psychique, par le sentiment de déception lié à la défaillance biologique. De même, la défaillance biologique d'un conjoint est surestimée au plan de son codage en termes de valeur sociale. La modification des modes d'investissement psychique, sexuel et affectif dans le couple comporte de multiples incidences dans son vécu inconscient, traduites par un mode de disconfirmation de l'autre, par des régulations fusionnelles et des complémentarités défensives.

La rupture de l'idéalisation réciproque dans le couple introduit, d'une part, le retour des pulsions agressives jusque-là contenues dans un système de collusion et de complémentarités et, d'autre part, le risque de dévitalisation des sentiments amoureux à l'effet psychique de distanciation objectale. Dans ce dérèglement, il y a lieu de situer le travail de deuil, de critique du lien amoureux, de mise en cause de la vigueur génitale, de réactivation de

---

184 EIGUER, A. *Op. cit.*
185 SCHACHT, L. « La découverte de l'historicité », *Nouvelle revue psychanalytique*, 15, 1977 : 69-80.
186 SCHELSKY, H. *Sociologie de la sexualité.* Paris, Gallimard, 1968.
187 SEARLES, H. *Op. cit.*

problématiques individuelles et de rupture du comblement narcissique.

De nombreux réaménagements du comportement marquent la modalité névrotique de l'adaptation du couple et le fixent dans une dimension psychopathologique exprimée par diverses catégories de symptômes[188].

Les crises du couple, référées au symbolisme social de la fertilité et de la purification, de la féminité accomplie et de la masculinité assumée, ne doivent pas occulter le fondement de l'angoisse collective de la sexualité, de ses modes de transgression ou de sublimation. Le désir d'enfant y apparaît comme une fonction modératrice et un rituel protecteur des pulsions de mort.

---

188 *Cf.* troubles divers : de la sexualité génitale et psychique ; de l'image du corps avec effet de négation, d'oblitération ou de comblement ; de l'hypocondrie et diverses somatisations, boulimie, anorexie ; de la personnalité et de l'identité : régression et recherche fusionnelle, formation anaclitique, culpabilisation, dépréciation affective, mutisme ; névrotiques : dépression, équivalents somatiques de la dépression, syncrétisme, agressivité, toxicomanies, structuration défensive, *etc.*

Clinique de la naissance

Le paradigme de la tombe béante

Les nombreuses histoires de l'humanité portent le récit récurrent du désir d'enfant et du comblement psychoaffectif, biologique et social qui l'accompagne. Pour toutes les femmes, porter et mettre au monde un enfant est un rite de transition dans la féminité mais aussi une saison de morcellement et de perte du corps vécu. C'est, fondamentalement, une expérience de mort. D'ailleurs, la tradition orale en Algérie a fixé cette contiguïté de la finitude en élaborant le paradigme de la *tombe béante*. Selon cette croyance, les femmes accouchées restent candidates à la mort durant quarante jours pleins. Si elles en réchappent, elles se purifient avant la nuit du quarante et unième jour pour marquer la victoire du corps et la promesse de vies recommencées.

Cette fragilité des univers psychique et organique est le motif de nombreux accompagnements dans la vie sociale, familiale et du couple. Ainsi, dans la culture du Maghreb, la femme ne doit strictement pas rester seule après l'accouchement. Aussi, la conférence familiale se prolonge-t-elle durant les quarante premiers jours. Cette règle est transgressée depuis l'institution des structures familiales nucléaires. Les femmes qui accouchent loin de leur univers protecteur et de leur mère, particulièrement, peuvent développer des réactions psychopathologiques déterminées par le sentiment de solitude et de culpabilité[189]. Car la procréation, dans les sociétés humaines, est une marque de don, de transmission et de partage matriciel. Ce partage peut être pratiqué inconsciemment entre la mère et ses filles devenues génitrices[190]. Ainsi, la femme qui accouche ne retourne jamais dans son foyer conjugal ni dans sa belle famille, mais dans le foyer parental où sa mère est chargée d'un mandat, d'autorité

---

[189] MESTRE, C. « Grossesse et naissance en migration. La solitude des femmes », *Champs. Psychopathologies et clinique sociale*, Vol.2, 2, *Nouvelles socialités. Nouveaux symptômes*, 2006, 21-29.
[190] BYDLOWSKI, M. 1973, *Op. cit.*

symbolique, qui, par son accueil, socialise la sexualité de sa fille, l'élève au rang de femme à part entière et égale. Elle la libère de la tutelle libidinale des frères et du père en la détachant, par cette alliance spécifique, des dettes prégénitales et œdipiennes. La mère a besoin d'accueillir sa fille. Un schème fondateur de la culture musulmane prescrit la multiparité comme un dogme purificateur. La purification des corps maternels, la licitation de la vie charnelle et génitale se réalise, par transmission, dans l'accès des enfants et des petits-enfants à la procréation. Cette maturité sociobiologique des enfants affranchit la mère de la biographie conjugale pour l'introduire dans le cénacle des mémoires constitutives familiales.

R. Kaës (1979) souligne : « D'un point de vue psychologique, ce n'est jamais la mère seule qui accouche, c'est le groupe, la parentèle et le voisinage. La mère de l'accouchée participe à la naissance, contient, expulse et reçoit le nouveau-né ». Ce partage de la communauté, à travers des rituels codifiés, est un marquage de la parentalité[191].

Mais de nombreuses situations se produisent, où la femme qui accouche est frappée d'interdit et ne peut rejoindre son domicile parental. Les grossesses hors mariage sont marquées de déshonneur et de condamnation irrévocable[192]. Cette conjoncture est alors dramatique où apparaissent des éléments de désorganisation psychopathologique importants, au-delà des déliaisons du post-partum, traversés de sentiments de bannissement et de résurgence des contenus ambigus des relations antérieures. Il s'agit d'une transparence psychique[193] où l'accouchement et l'arrivée d'un nouveau-né marquent une réélaboration des statuts et de la trame identitaire en redéfinissant les liens et les appareillages dans le groupe familial et en introduisant une souffrance familiale primitive[194].

---

[191] KAËS, R. « Introduction à l'analyse transactionnelle », *in* KAËS, R. *Crise, rupture et dépassement.* Paris, Dunod, 1979.

[192] MERDACI, M. 2007a, *Op. cit.*

[193] BYDLOWSKI, M. « La transparence psychique », *Etude freudienne*, 32, 1999 : 2-9.

[194] ROCHETTE, J. « Précarité et périnatalité précoce : 40 jours pour transformer le désordre aléatoire en "chaos organisé" », *in* FURTOS, J., *Op. cit.*

L'intercession familiale ne répond pas uniquement à un souci de santé et de continuité sociale. Cette médiation organise les différentes séquences de la relation dyadique étayée par les fonctions nourricières. Dans les foyers traditionnels algériens, les grands-mères, les mères, les sœurs aînées, les vieilles voisines s'attachent à accompagner le rétablissement de la jeune mère et le développement du nouveau-né. Ce contrôle minutieux du champ dyadique est un barrage au jeu de l'accaparement par la prégnance fantasmatique de l'imaginaire maternel où ne manquent pas des moments de désillusion et de rejet[195].

Une annotation, établie dans les suppléances familiales, veut que les premières semaines de la naissance soient des périodes de risque pour la mère et son enfant. La mère peut agir une maltraitance quelconque contre son enfant qui pourrait le tuer ou le marquer si celui-ci lui parait peu gratifiant ou dissemblable de l'enfant imaginaire[196]. La même source allègue à l'enfant le pouvoir magique et persécuteur d'aspirer l'énergie vitale de sa mère pour la tuer en accaparant son attention par d'incessantes requêtes. Des commentaires habituels traduisent cette intention agressive de l'enfant : « *Il te mangera la tête cet enfant. Il fallait le jeter avec le placenta* ». Ces récriminations peuvent paraître hostiles. Mais elles sont chaleureuses et fondées par un savoir séculaire des femmes multipares et cloîtrées ; cependant, elles ravivent chez la femme qui accouche des traces d'angoisses toutes proches de culpabilité et d'incertitude sur le désir de l'enfant et soulignent le deuil du sentiment de comblement. Cette conjoncture peut empêcher le travail d'ajustement émotionnel entre la mère et son bébé. Cet empêchement est également en rapport avec les fonctions que s'attribue la parentèle de l'accouchée dans le travail de maternage du nouveau-né. Une co-maternité qui représente une configuration de risque de maltraitance du nouveau-né et d'aliénation où les frontières psychiques et biologiques

---

195 BERGERET, J. et HOUSER, M. « Les enjeux affectifs de la vie fœtale », *in* BERGERET, J., SOULÉ, M. et GOLSE, B. (dir), *Anthropologie du fœtus*. Paris, Dunod, 2006 : 149-179.

196 SOULÉ, M. 1983, *Op. cit.*

s'estompent, où la mère est placée dans l'incapacité de symbolisation de sa grossesse et de son accouchement[197].

La nouvelle mère vit alors une indication déstructurante de charges affectives, biologiques et sociales contradictoires, liées au travail de deuil[198] et au travail de séparation-individuation de l'enfant[199].

Les accoucheurs savent des cas où la parturiente se contracte et empêche dans ce mouvement la sortie du fœtus, voire l'étouffe dans un raidissement volontaire ou incontrôlé. Ce mouvement d'occlusion signifierait alors un effort de capture et une modalité inconsciente du meurtre de l'enfant. Dans le contexte familial, les femmes observent et enregistrent l'empressement de la mère et sa sollicitude. Elles notent aussi les séquences de négligence de l'enfant et les difficultés d'investissement par la mère. Cette immaturité de la filière maternelle est relayée par d'autres intervenants. Parfois, le père « materne » son enfant en créant une grande confusion dans les réseaux identitaires et libidinaux de celui-ci. Les commères (co-mères) peuvent alors ponctuer à l'endroit du nourrisson : « *Que la mer l'emporte* ».

Davantage que les effets de morsures, de séparations répétées et de nombreuses maladies, le vœu de mort de l'enfant porté par le fantasme maternel est un épisode déchirant de son humanité[200]. La clinique du premier âge rapporte ces situations où la détermination froide de la mère l'emporte sur les capacités de résistance du nourrisson : « *Cet enfant ne vivra pas* ». D'autres acteurs prononcent cette injonction qui s'enlise dans les canaux obturés des interactions inter et intrapsychiques. De nombreuses observations témoignent du mouvement de renoncement de l'enfant, de vide dépressif, comme une résolution fondée et réglée. Puis l'enfant meurt par un effet d'immersion des pulsions de

[197] MOKDAD, M. « Un pour toutes. Toutes pour un : de la co-maternité comme maltraitance », *Champs. Psychopathologies et clinique sociale*, Vol. 3, 5, *Maltraitances*, 2007 : 51-70.

[198] *Cf.* Deuil du placenta, de la trace du fœtus et de l'enfant imaginaire, douloureux réapprentissage du désir d'enfant, source de comblement érogène.

[199] BERGER, M. et RIGAUD, C. « Différence entre travail de deuil et travail de séparation », *Prisme*, n° 36, 2001 : 44-52.

[200] LELONG, S. *Fantasme maternel et folie*. Paris, l'Harmattan, 1998.

vie[201]. Des nourrissons sont rendus malades dans leur corps et dans leur psychisme, faute d'avoir été investis et parlés par des personnes génitrices ou nourricières. Ils ne sont pas des sujets du désir[202].

La décohabitation des émotions réciproques est dangereuse pour l'enfant au même titre que l'acte d'abandon. Elle est pathogène et marque le lieu d'organisations psychotiques ou névrotiques ultérieures. Le déficit de paroles et le manque d'élaboration des objets de l'attachement tuent l'enfant ou dirigent contre lui une haine historique construite dans les faisceaux d'ombres et de conflits en instance, portés par l'effritement des symboles fondateurs et des frontières dans la famille et dans le couple. L'enfant est appelé alors, dans un effet de solidarité génétique, à endosser les souffrances, les secrets et les échecs des adultes et des parents, engrammés, déjà, dans une période fœtale ou pré-natale.

Ce rappel des conjonctures mortifères pour l'enfant est toujours référé au système d'écoute et à l'expérience de guidance maternelle, acquise par les réseaux maternels et familiaux qui habitent leur intuition quand ils produisent pour l'accouchée l'injonction conjuratoire de couvrir son enfant et de le soustraire aux regards sortilèges : « *Malheureuse, tu ruines ta maison. Ne montre pas le profil immature de ton fils. L'esprit des enfants rôde* ».

Ainsi, l'intervention auprès des nouvelles mères et de leurs enfants est une clinique à risque, car elle rencontre des lignes anciennes de stratégie agressive où chaque partie renforce des défenses individuelles de survie ; elles sont suggérées dans l'oracle œdipien où l'enfant devra tuer ses parents pour survivre ou se laisser tuer par eux[203].

---

201 KREISLER, L., SOULÉ, M. et FAIN, M. *L'enfant et son corps*. Paris, ESF, 1981.

202 DOLTO, F. *La cause des enfants*. Paris, R. Laffont, 1985.

203 BERGERET, J. et HOUSER, M. *Op. cit.*

Adoption

Une douloureuse filiation

Une instabilité législative

Parmi les différents champs de l'enfance, celui des enfants abandonnés représente, pour le cas de l'Algérie, un contexte spécifique en raison de ses nombreuses articulations politiques, psychosociales et psychopathologiques. Le placement de nourrissons en institutions de soins et de garde sociale peut s'accompagner de dérèglements graves et durables de leur santé psychique et organique[204]. La situation des enfants abandonnés en Algérie, notamment dans le rapport aux lectures du droit faites sur l'acte de *kafala*[205], marque des préoccupations récurrentes à propos de leur protection psychosociale.

---

[204] MERDACI, M. 2007a, *Op. cit.*

[205] Le statut juridique de l'adoption en Algérie est inspiré du droit islamique et prévoit des procédures diverses. L'enfant orphelin est recueilli et placé dans une pouponnière prévue à cet effet ; il est en attente d'un jugement qui va donner une *kafala* (convention d'adoption) à une famille. Suite à l'attribution de la *kafala*, la famille peut, si elle le désire, donner son nom à l'enfant. L'Algérie est le seul pays musulman à autoriser la concordance de nom. L'autorisation a été accordée en 1991 suite à de nombreuses années de discussions aux Ministères des Affaires religieuses et des Affaires sociales. De 1985 à 1994, mille bébés ont été accueillis selon les modalités de la *kafala*. Le droit de porter le nom de la famille adoptive a été considéré comme très important pour l'évolution de l'enfant dans sa famille adoptive. Plusieurs démarches ont été entreprises dans d'autres pays afin d'instaurer la concordance de noms, mais il est très difficile de changer certaines valeurs du dogme islamique. Avec l'application de la *kafala*, les parents n'ont pas d'autre choix que de dire la vérité à l'enfant, car l'extrait de naissance indique *kefil* et *kefila* (adoptant et adoptante). L'action en abandon du recueil légal peut-être introduite devant la juridiction qui l'a attribué, après notification au ministère public. En cas de décès, le droit de recueil légal est transmis aux héritiers s'ils s'engagent à l'assurer. Au cas contraire, le juge attribue la garde de l'enfant à l'institution compétente en matière d'assistance.

– Les situations d'abandon sont des conjonctures dramatiques et indécidables pour des enfants incapables d'habiter une identité fondatrice. Le problème de l'enfance abandonnée se pose aussi en termes de conséquence et de signification symbolique[206].

– Depuis l'indépendance algérienne, la question des naissances hors mariage a été souvent articulée à des passerelles institutionnelles, familiales et spirituelles, instables ou incohérentes. Les mesures répressives, du bannissement des jeunes mères, ainsi que la fragilité des législations de protection de l'enfant et de la femme ont souligné les effets de l'absence cruelle des solidarités sociales et familiales pour les mères célibataires et pour des enfants, souvent abandonnés ou condamnés à une finitude dramatique.

– Dans l'Algérie actuelle, des milliers d'enfants sont abandonnés qui attendent d'être associés à des projets d'humanité et de partage. Des entraves nombreuses existent dans les systèmes législatifs et dans les mécanismes d'application des lois. Ainsi, des barrages multiples et innommés rendent inopérantes les initiatives associatives ou professionnelles non étayées dans le champ des productions et des pratiques psychosociales.

La recherche de nouvelles modalités législatives et de droit, pour permettre aux parents qui recueillent des enfants de consacrer la mesure de concordance de noms par une inscription administrative directe sur le livret familial, est rendue impossible depuis la circulaire suspensive du ministère de l'Intérieur de 1994 qui réintroduit la question, sans cesse différée, du statut à accorder aux enfants abandonnés et conçus en dehors des liens du mariage.

Il s'agit d'une problématique de droit et de maîtrise des outils législatifs. La source de pouvoir administratif et politique qui a rendu inefficiente l'ouverture législative de 1991 autorisant la concordance de nom, comme une mesure fondatrice, a constitué, dans un même mouvement, une situation d'empêchement à l'énoncé de droit et un nouveau maillage pour les enfants et pour les parents adoptants ou candidats à la procédure adoptive. Cette

---

206 MERDACI, M. 2007a, *Op. cit.*

assertion est paradoxale. Elle l'est comme a pu l'être l'indétermination des pouvoirs qui ont cru légiférer pour le bien-être des enfants sans constituer, par ailleurs, les dispositifs de contrôle, de modération et de contention des demandes en adoption et du travail de recueil des enfants.

Cependant, cet empêchement est structurant, précisément parce qu'il est la source de frustrations diverses et de remise en cause des demandes parentales. Il existe un risque dans le fait de rendre opérante la fonction parentale, l'autorité symbolique et le statut de tuteur par le seul artifice d'une loi. Ces attributions ne se prescrivent pas. Elles s'acquièrent par la force et la conviction du désir porté à l'enfant pour sa qualité de personne. Cette qualité de personne est indissociable des attaches biologiques, psychiques et identitaires originaires de l'enfant. Les enfants abandonnés et placés en institutions savent plus que d'autres les étapes qui séparent de la qualité de personne et la souffrance de multiples exclusions et de douloureuses renonciations.

Une appropriation jouissive

Dans toutes les circonstances de l'abandon, la mère biologique exprime le rejet social de l'enfant car elle est incapable d'en assumer la charge familiale et publique. Mais l'enfant garde la marque maternelle dans une mémoire génétique qui sera un jour réactivée dans la parole, le regard, l'allusion ou l'adresse.

Cette filiation biologique, beaucoup de parents adoptifs voudraient la récuser et l'obturer car elle suggère la présence obsédante et inquiétante de tiers géniteurs ou imaginaires. Elle est pourtant la seule garantie du bien-être de l'enfant, de son épanouissement et de sa continuité. Elle est le territoire du travail parental. Sans cette condition, l'enfant serait l'objet d'une appropriation jouissive par ses parents adoptifs qui disqualifierait son statut de personne et le chargerait d'intercessions impossibles telles que continuer les illusions d'un couple, combler un deuil, ressourcer des espérances. Mais l'enfant n'est pas un objet pour le narcissisme des parents, ni pour la justification psychosociale de leur fonction. L'enfant n'est pas un objet que les parents qui recueillent pourraient s'approprier dans les termes d'un dévouement sincère et affectueux. Dans ces termes même, le risque de fracture devient potentiel, car l'organisation apparaît fragile et la détermination de l'accueil essentiellement émotionnelle ou réparatrice. Ces motivations ne résisteraient pas à l'examen d'une demande de recueil d'enfant.

Dans l'expérience clinique, des candidats à risques sont souvent enchevêtrés dans des conflits inter ou transgénérationnels inconscients, pour qui la fonction parentale constitue un exutoire à la culpabilité et à l'éclatement des repères identitaires ou conjugaux. Il est nécessaire alors de développer le sens de l'écoute, partager les doutes et la souffrance, dire les mots des interlocuteurs et former avec eux le désir de l'enfant. Ce travail, de nombreux praticiens le connaissent, doit engager les candidats à l'adoption d'un enfant vers la révélation des origines et la clarification de leurs secrets. Sans cette résolution, l'adoption n'aura pas de sens, ni de destin. Car quelque part, les parents qui adoptent auront tronqué, dans un mouvement névrotique, la qualité de personne de leur enfant en voulant le transcrire à leur image et à leur nom. On pourra objecter que le placement des enfants est préférable à leur maintien dans les ghettos des services de gardes institutionnelles aux conséquences préjudiciables et souvent mortelles[207].

Mais la loi des hommes, seule, peut-elle délibérer de la libération des entraves qui justifient l'existence de corps physiques et psychiques, la biographie d'un enfantement, la signature d'un engendrement, la continuité de l'être ? Il s'agit de la vie. Le désir de l'enfant devra être un désir de cette vie, de sa source et de sa filiation originaire.

L'idéal serait que tous les enfants, et principalement ceux qui gisent dans la solitude, puissent trouver des parents attentionnés et généreux, pourvoyeurs de bonheur et de protection. Cette utopie consacre une solution de la même nature que le problème posé : celui de trouver des parents aux enfants abandonnés. Or, ce qui constitue un obstacle dans les pratiques psychosociales en Algérie ne concerne pas principalement les dispositifs juridiques, mais le

---

207 BOUCEBCI, M. et YAKER, A. « Milieu institutionnel très défavorable et carences graves, précoces, durables de soins maternels », *Enfance*, janvier-avril 1976.

déterminisme des représentations sociales et psychologiques de l'enfant abandonné fondées sur des *a priori* de défiance et de déni de la différence. Les lois pourraient être changées. Il suffirait d'une convention politique. Mais comment contourner les résistances affectives, les archaïsmes de la pensée, l'ostracisme identitaire et la fermeture des communications ?

Il faudrait changer le champ social, les catégories du travail de l'accueil et de l'accompagnement des parents, affranchir les dignités et renforcer les appartenances, développer la compétence des médiateurs et appeler de nouvelles législations pour la protection des enfants. Ce programme concerne le changement du changement, une indispensable réflexion sur soi, sur les désirs et les égarements[208]. Le désir et le placement d'un enfant sont des actes graves et des dimensions chargées d'histoires anciennes et de perturbations[209].

Que dire à l'enfant auquel les parents adoptifs se lient par l'engagement imprescriptible de la foi et de l'acte d'aimer ? Comment empêcher la violence des mots, leur insondable mystère et la charge de leur prescription ? La révélation assure et conditionne la santé de l'enfant. Le secret est un barrage susceptible de le tuer. Il n'est pas indispensable de se prescrire des enfants comme un palliatif à la vie. Ce sont des êtres de magie, mais ils ne sont pas chargés de pouvoir magique et réparateur. De même, les lois sont un gage fragile pour leur protection. Une disposition politique totalitaire pourrait bafouer toutes les lois, contraindre toutes les législations sans invoquer de rationalités justifiables.

---

[208] *Cf.* Mouvement mental, psychique, social et biologique marqué par une interactivité systémique. Le changement est souvent une opération linéaire qui correspond à une pression quelconque ou dont la finalité n'est pas suffisamment élaborée pour les acteurs. Le changement du changement indique une dimension circulaire, critique, dans laquelle les acteurs perçoivent les motivations ou l'économie propre de leurs productions.
[209] BERGER, M. *L'enfant et la souffrance de la séparation : divorce, adoption, placement.* Paris, Dunod, 1997.

Des étayages fragiles

Dans la relation de parents adoptifs et d'enfants recueillis, des paroles sont tues ou interdites, des émotions occultées ou sacralisées, car elles indiquent les lieux de l'immaturité sociale et de la fragilité des statuts sexuels et biologiques. De nombreux parents refusent ou sont incapables d'expliciter aux enfants leurs origines pour éviter la confrontation à leur histoire et à la mémoire pénible du manque biologique. Comment dire, interagir et produire des cohérences émotionnelles sans se perdre, sans perdre des objets d'amour et sans déconstruire des étayages fragiles ?

La pratique clinique enregistre des situations où la révélation traumatique, comme l'élaboration de secrets, fragmente la vie psychique, somatique et corporelle, les repères identitaires et identificatoires et précipite des organisations névrotiques dépressives, déficitaires ou morbides chez l'enfant et l'adolescent[210]. Ces réactions, illustrées par la fugue ou le passage à l'acte destructeur, les parents ne savent pas les contourner et les gérer.

Quand les enfants abandonnés réussissent à traverser les entraves de la solitude, de deuils successifs et de mort prescrites, particulièrement dans le parcours institutionnel, il leur faut envisager le renoncement, l'humiliation et l'infamie du patronyme absent. Les enfants placés et adoptés grandissent dans une chape de secrets où résident des histoires inavouables et la trame de drames désastreux. Il s'agit de moments d'effondrement où l'enfant et l'adolescent sont terriblement confrontés à eux mêmes. Combien d'enfants reconnaissent ou retrouvent leurs parents biologiques ? Combien de mères adoptives, de pères adoptifs peuvent révéler leur infécondité et résoudre d'obscurs sentiments de culpabilité ?

L'acte de *kafala* signe les modalités de recueil d'un enfant en situation de privation psychosociale, affective, morale ou sanitaire. Il ne s'agit pas d'une filiation biologique ou narcissique, mais sociale et humanitaire. La disposition de l'affiliation entière de

---

210 MERDACI, M. « Le secret de l'adoption. Clinique de la révélation et du silence », *Cahiers de psychologie clinique*, Bruxelles, De Boeck, *Du secret*, 32, 2009b : 89-100.

l'enfant par acte adoptif pourrait se réaliser un jour lointain quand les procédés de la vie auront évolué et les liens débarrassés des dominations. Cette prospective sera construite dans la famille, dans le champ de la société, dans le travail parlementaire et dans le renforcement de l'État de droit[211].

À propos des questions de la fragilisation psychosociale des personnes, les diverses formes de médiation et d'écoute ne s'assignent pas obligatoirement des visées thérapeutiques. Mais elles concernent le dispositif générique de la thérapie sociale en situant l'accessibilité de tiers structurants (spécialistes, intervenants sociaux, conseils) capables d'aider à la codification et à la formulation des demandes et des symptômes qui les symbolisent, de développer la prévalence de l'échange sur la fermeture, du don de soi sur le cloisonnement des cœurs, de la vie sur la mort.

211AUDOLLENT, D. G. et FAYARD, D. *Combattre l'exclusion.* Toulouse, éditions Milan, 1999.

Adolescence

Des paradigmes familiaux

Problématiques

Dans la réalité algérienne, la structure familiale se situe au croisement de la transformation des pratiques identitaires et cohésives et des règles de la filiation symbolique et instituée. La caractérisation tutélaire du contexte familial et de la référence didactique de socialisation des individus qui y est attachée apparaît aujourd'hui surannée, dévitalisée et confrontée à des organisations substitutives politiques, contestataires, militantes et marginales.

La mutation du prédicat familial est articulée à une grande mobilité des formats et des contextualisations de la vie socio-politique, économique et culturelle (fermeture du champ de l'information, distance sociale, récession des libertés individuelles et communautaires, pression des contextes et des indicateurs normatifs, médiatisation d'images parentes, insularités, exils).

Les dysfonctions familiales constituent un segment de la déconstruction du champ familial. Le dérèglement des réalités familiales s'appuie sur divers indicateurs de perte des références spatiales, sémiotiques et historiques (profonde solitude, précarité, exurbanisation) qui confèrent de nouvelles caractéristiques subjectives et opératoires à travers la décomplémentarité de la vie du couple, le déplacement des fonctions parentales et de leur consécration imaginaire, la fermeture des dettes trans-générationnelles, la conflictualisation des interactions et l'estompage des frontières de l'autorité.

La modification des transactions familiales s'articule sur des paradigmes psychiques conscients et inconscients (alliances, loyautés, délégations, barrages) et sur des aménagements psychosociaux (rites d'appartenance, filiations, codépendances).

Ainsi, la défamilialisation[212] s'accompagne de productions psychosociales réfractaires, d'organisations marginales et de conflits violents, particulièrement dans le contexte des jeunes adolescents (déni de l'autorité directe et symbolique, conduites réfractaires et suicidaires, recherche de géographies de solitude et de reconstruction). De nombreux procédés dans la famille concourent à la formation de sentiments de réjection, d'étrangeté et de culpabilité[213].

Les réponses et les ponctuations transgressives dans le champ familial sont encore soulignées par les déviances produites ou envisagées qui se justifient de l'inexistence, dans le registre de nombreuses structures familiales, de fonctions parentales stables et du levier symbolique de la loi. Les sentiments de perte et d'abandon générés par le vécu familial situent des résolutions atypiques et des facteurs psychopathologiques (dépressions, conduite d'isolement, difficultés scolaires, fugues et migrations traumatiques, scarifications, sorties du corps). Les fonctions familiales se trouvent inversées et des adolescents, encore enfants, sont appelés à dicter les règles à satisfaire.

La configuration de la déconstruction du champ familial spécifie que les acteurs sociaux cessent de s'identifier aux mythes organisateurs et aux valeurs psychiques ou historiques de la famille et regardent différemment les univers complexes et divergents de la réalité intérieure, porteuse de secrets et d'occultation de la personne, et de la réalité extérieure, faite d'ouverture et de conversions publiques.

Dysfonction familiale et deuil

Les situations d'arrêt et de deuil dans la famille appellent des dispositifs d'interdépendance et de mutualité active. Ce principe est essentiel quand les membres d'une famille ou d'un groupe social sont exposés, individuellement ou collectivement, à des épreuves de rupture, de conflits traumatiques et de résistance

---

212 SOW, I. « Les femmes sous tutelle masculine », *in* LACOSTE, C. et Y. (dir.), *L'état du Maghreb*. Paris, La Découverte, 1981.

213 WACJMAN, C. *Adolescence et troubles du comportement en institution*. Paris, Dunod, 2007.

vitale. Ces dispositifs, effectifs ou imaginaires, servent à redistribuer les rôles et les fonctions d'accompagnement et de tutorat. Cependant, des membres et des sous-groupes dans la famille peuvent être distribués marginalement ou dans des rôles dépréciés. C'est souvent le cas pour les personnes fragiles dans la famille qui portent ou rappellent les échecs familiaux et les disgrâces, pour lesquels s'amenuisent les interactions et le capital d'estime. Dans ces conjonctures de réduction des solidarités, beaucoup d'enfants et d'adolescents ne se sentent plus appartenir à leurs familles, ni partager les affinités et les frontières qui la fondent[214]. Ce mode de différenciation, dont l'effet peut être diffus ou traumatique, produit chez l'adolescent la recherche de nouvelles filiations identitaires et sociales à l'intérieur de nouveaux systèmes de transactions intégratives, rituelles et émotionnelles.

Cette recherche de reconstruction s'apparente à un deuil où l'adolescent renonce à la relation parentale et aux propositions du groupe social. Le vécu de deuil marque un sentiment de perte et une pression de la réalité que le jeune sujet est incapable de gérer. Ainsi, le deuil est une période de mise en risques pour l'adolescent où la vie perd son sens et sa valeur[215]. Le registre de l'estime s'étiole, le développement est perturbé et l'adolescent perd ses repères identificatoires et libidinaux indispensables à la formation de son unité psychique et à son intégration dans les fonctions communautaires.

La transmission familiale

Le déplacement des lignes de la filiation et des règles de transmission dans la famille, à travers les rapports inter et transgénérationnels, représente un nouveau paradigme constitutif de la vie psychique et sociale des jeunes adolescents. La famille n'est plus le lieu de transmission des avoirs et des savoirs portés par la mémoire fondatrice. Les pères ont perdu leur fonction tutélaire et les fils dictent les règles de la famille dans un pouvoir

[214]MERDACI, M. « Clinique sociale du champ algérien. Psychopathologie des conduites à l'adolescence », *Pratiques psychologiques*. Paris, Elsevier-Masson, Vol. 15, n°3, 2009c : 311-325.
[215] HANUS, M. « Deuil et adolescence », *Prisme*, 36, 2001 : 53-61.

de communicant gagné dans des expériences initiatiques et dans les nouvelles appartenances. Les héritages promulgués ne sont plus ceux de la parenté, où se reproduisent les caractéristiques internes des catégories sociales et des biographies individuelles, mais ceux de la transformation des structures mentales à travers l'émergence de nouvelles instances : identités clivées et singulières, tiers médiateurs ou structurants, ordres symboliques et rédempteurs, stratégies de guerre, tuteurs médiatiques ou fantasmatiques.

Les transmissions familiales peuvent impliquer une dimension réelle de récits autobiographiques et de traumatismes à côté d'une dimension imaginaire et d'un inconscient de l'autorité marqué de contre-récits et de fantasmes destructeurs ou réparateurs[216]. Ainsi, il est possible de repérer dans les fonctionnements familiaux des transmissions structurantes attachées à des récits identitaires partageables et des transmissions aliénantes chargées de secrets sur la filiation et la légitimité des pères[217].

Une légitimation du corps sexuel

Le marquage du corps, traumatique, sacrificiel ou esthétique est un métalangage que les adolescents investissent massivement et revendiquent comme un territoire intime et comme le refuge à la destruction des liens protecteurs. Les adolescents séparés de leurs figures d'attachement et de filiation s'abritent dans les limites d'un corps souvent réfractaire ou violent[218]. Cette réappropriation de l'espace familial et public à travers le corps et ses répliques mutantes est une tentative pour se remettre au monde, renaître à soi et aux autres et prendre une part dans la communauté[219].

Parmi les procédés de contournement du sentiment d'étrangeté chez les jeunes adolescents algériens, l'investissement du corps,

---

[216] ANAUT, M. *Soigner la famille.* Paris, A. Colin, 2005.

[217] GOLSE, B. « Transmettre la transmission : un point commun aux différentes thérapies conjointes parents-enfants », *in* Aïn J. et *al.* *Transmissions*, Ramonville-Saint-Agne, Erès, 2003.

[218] AUBIN, D. « Rejoindre les jeunes de la rue », *Prisme*, 37, 2002 : 144-150.

[219] CYRULNIK, B. *Les nourritures affectives.* Paris, Odile Jacob, 2000.

son exposition publique et son esthétisation érotique constituent une légitimation nouvelle de la qualité de personne et d'acteur social, communautaire et politique. Cette émergence de l'appareil corporel, porteur de revendications libertaires, a accompagné d'autres transformations de la scène sociale : sociopolitiques et économiques, spirituelles et culturelles. Il n'est que de rappeler pour le cas précis des jeunes Algériens la transition dramatique des années 1990 et son tribut à la vie.

La formation des communications esthétiques du corps a connu une gradation de référence et de mise en actes dans le champ visuel. Ainsi, du *nassf essaq*[220] et du *hidjab chari'a*[221] orthodoxes au *hidjab-corsaire* et au *string-hidjab,* des mutations nombreuses du code dogmatique et des stratégies sémiotiques sont apparues dans les mentalités et dans les pratiques esthétiques de la scène sociale.

Il est notable que l'avènement du corps sexuel dans la scène algérienne, son expressivité et son marquage sociopolitique, notamment dans les organisations partisanes, marque l'entrée dans une nouvelle ère de partage idéologique et succède à un processus doctrinaire constitué d'affrontements et de démembrement des appartenances.

La rémanence des vocations libidinales, portée essentiellement par les jeunes, l'érotisation de l'image dans l'apanage du *jean-string-hidjab* et du *kamiss-boxer*[222] souligne l'ouverture d'un territoire de transgression des interdits imposés à la puissance attractive des vies psychiques et sensuelles par de nombreuses années de rigorisme rédempteur. Aussi l'avènement du corps sexuel en Algérie est-il dans un rapport paradoxal des prescriptions du dogme (voilement du corps ou d'une partie du corps) et de

---

[220] Mesure rituelle fixant la hauteur de l'habit masculin à un demi-pied (*nassf* : demi et *essaq* : pied) au dessus de la cheville. Cette particularité est plus culturelle que spirituelle et ne répond pas aux dogmes de l'Islam (voir dans ce texte, note 52, p. 34).

[221] Voile porté selon les préceptes stricts de la prescription religieuse. Le *hidjab-corsaire* est une variante esthétique réfractaire.

[222] Le *kamiss* est un habit masculin, dérivé de la chemise, porté très long sur des pantalons. Chez les jeunes, son association au boxer est un marquage différenciateur.

pratiques libertaires (érotisation du corps). Il marque également, dans les champs familiaux et sociaux, le mode de construction d'un contre-pouvoir porté par les plus jeunes et par les enfants contre la tutelle des pères castrateurs et contre la censure des régnants.

Il est possible aussi de relever le déplacement opératoire des lieux d'inscription des requêtes des jeunes, souvent exprimées dans la violence, relatives à leur coefficient de visibilité et de qualification dans la scène sociale. Sur un mode diagnostic, les crises des jeunes adolescents, perceptibles essentiellement dans les symptômes bruyants et dramatiques du suicide, de l'exil et de l'errance[223], sont les signes d'appel d'une organisation latente des détresses qui pourraient être d'un effet plus marqué[224].

Les politiques de gouvernance ne s'attachent qu'aux effets spectaculaires qui occultent les réseaux souterrains où s'organisent les souffrances, la contestation et le passage à l'acte destructeur. Pour le cas de l'Algérie, ces réseaux sont consacrés par l'école, les lieux de culte, la famille et la périphérie. Toute sociothérapie devra envisager ces déterminations principales dans son action. Les jeunes et les moins jeunes entendent les rejets formatés dans les politiques de gestion des différents pouvoirs. L'ostracisme appliqué à la capacité de dire et à la qualité de personne renvoie aux jeunes adolescents le sentiment d'une exclusion fondée sur le déni d'appartenance. Ce constat subjectif est partagé par beaucoup d'acteurs sociaux qui ne se reconnaissent plus dans la détermination du discours public ni dans les actions des institutions de l'État[225].

---

223 O. DOUVILLE indique que le comportement d'errance se rapproche des processus de mélancolisation. Celle-ci est marquée par une dégradation progressive des rapports du sujet à l'espace, au corps et au langage *in* WACJMAN, C. *Op. cit.*

224 BENASAYAG, M. et SCHMIDT, G. *Les passions tristes.* Paris, La Découverte, 2006.

225 MERDACI, M. « Clinique sociale des jeunesses en Algérie », *Migrations Santé*, 131, 2007b : 63-81.

Un paradigme de l'autorité

Les liens associatifs dans la famille sont tributaires des organisations psychiques, de l'élaboration intersubjective des conflits et du mode de qualification de l'autorité. Dans de nombreuses situations, l'autorité n'est pas métabolisée ni expliquée ou alors dans des messages paradoxaux. Elle tend alors à dysfonctionner quand elle perd sa qualité de processus transitionnel et son niveau d'accordage entre l'excès et l'insuffisance. Cette distorsion de l'autorité constitue une source de souffrance psychique pour les adolescents et les parents[226]. Le problème économique de l'autorité peut croiser une problématique psychique relative à son acceptation par et dans le groupe à propos des transactions de prescription, d'alliance, d'obéissance, de violence et d'inversion générationnelle[227]. Le processus d'autorité procède, également, de la différenciation générationnelle et culturelle qui situe le sujet dans le lien social à travers les limites statutaires, les fonctions éducatives et morales et les valeurs légitimantes spirituelles, juridiques ou constitutionnelles. Ainsi, l'autorité peut apparaître comme un acte de médiation entre le sujet et le groupe social. Mais le questionnement de l'autorité représente une dimension de doute pour tous les groupes humains, car il remet en cause la structure d'équilibre établie sur la reconnaissance partagée ou implicite de vocations tutélaire et d'arbitrage. Ainsi, l'autorité ne se confond pas avec le pouvoir ni avec les attitudes coercitives ou punitives[228]. Elle se fonde sur l'assimilation des fonctions symboliques conçues à travers l'histoire du groupe humain et perpétuées par des règles complexes de la transmission[229]. Il existe alors une relation entre les procédés de socialisation de l'individu et les fonctions d'autorité et de protection[230]. Le délitement de la figure du père comme énonciateur de l'autorité indique la présence d'une crise, idéologique et politique, et d'un temps de fracture de l'autorité

---

[226] CAREL, A. « Le processus d'autorité », *Revue française de psychanalyse*, Paris, PUF, 1, vol. 66, 2002 : 21-40.

[227] MERDACI, M. 2006a, *Op. cit.*

[228] CLÉRO, J.-P. *Qu'est-ce que l'autorité ?* Paris, Vrin, 2007.

[229] MENDEL, G. *Une histoire de l'autorité.* Paris, La Découverte, 2006.

[230] MENDEL, G, *idem.*

entretenus par des mouvements latents ou oppositionnels de renoncement à l'ordre[231].

La dysfonction familiale s'illustre aussi par les attitudes de laisser-aller, la grande permissivité à l'égard des enfants et par les résolutions paradoxales d'injonction et de soumission. Les situations d'abandon ou de délégation psychique remettent en cause la valeur de l'autorité et le statut des acteurs de l'autorité dans le champ familial, social et scolaire[232]. Les maltraitances psychologiques renseignent les limites de l'autorité agie ou projetée et résultent d'une distorsion de la relation triangulaire et, spécifiquement, de triangulations manipulatoires et infirmatives de l'enfant et de l'adolescent, qui sont le fait de parents et de tuteurs fragiles ou en perte d'harmonie dans leurs transactions de couple qui sollicitent inconsciemment l'intercession de leurs enfants dans un mouvement d'angoisse névrotique[233].

La compréhension des états critiques de l'adolescence est liée à l'éclairage des enjeux situés dans le contexte familial où les transactions sont organisées comme des barrages au développement et à l'accroissement des équilibres vitaux. Elle se justifie aussi par la perte des références constructives et par l'imposition de modèles discordants qui affectent gravement la visibilité sociale des adolescents[234]. La problématique des adolescents apparaît comme une mise en question de la structure familiale, comme un éclairage particulier des violences internes et comme une forme d'interrogation sur les souffrances du sujet dans son rapport au contexte familial[235].

---

231 BILHERAN, A. *L'autorité*. Paris, A. Colin, 2009.

232 SILLAMY, N. *Dictionnaire encyclopédique de la psychologie*. Paris, Bordas, 1980.

233 LINARES, J.-L. *Des abus et autres maltraitances*. Bruxelles, De Boeck, 2008.

234 POURTOIS, J. P. et DESMET, H. « Parents, agents de développement », *Champs. Psychopathologies et clinique sociale*, Constantine, Médersa, Vol. 3, 5, *Maltraitances*, 2007 : 13-35.

235 RAOULT, P. A. (dir.), *Souffrances et violences. Psychopathologie des contextes familiaux*. Paris, L'Harmattan, 2008.

Traumatisations

Souffrances dans l'enfance

Les nombreuses situations de violences et d'agressions psychosociales dans le champ de l'enfance déterminent une modalité de l'urgence qui n'exclut pas les inconvénients du manque de coordination entre les différents opérateurs et de la disparité des significations liées aux traumatismes. Cette occurrence produit des indications négatives ou excentrées de formules d'aide (pédagogique, médicale, sociale ou psychologique) à l'effet de fixer les divers tableaux symptomatiques et les conduites de dépendance chez l'enfant.

L'accueil institutionnel d'enfants traumatisés, victimes de violences diverses ou en phase de réaction émotionnelle intense, introduit la détermination des critères d'indication, de bilan clinique des troubles et des topiques, psychiques et physiques, du traumatisme. De même, le travail de prise en charge suppose la définition des limites institutionnelles - plans intégrateurs, règles diagnostiques, contextes thérapeutiques et d'aide - ainsi que des réseaux de communication, de médiation sociale et de référence politique.

Polarités structurales

1. *La catégorie de sujet*

La règle de suppléance et d'aide aux enfants victimes d'agressions diverses[236] – assassinat d'un proche, sévices corporels, accidents,

---

[236] Des milliers d'enfants et d'adolescents, fragilisés psychologiquement, subissent des agressions diverses dont les effets traumatiques s'étagent sur les segments de la santé psychique et mentale et des dépréciations organiques. Les situations de viols, d'inceste, d'enlèvement, de maltraitance morale et physique, d'exploitation au travail à un âge précoce et l'incitation aux déviances constituent des indicateurs de risques permanents pour l'enfant et l'adolescent.

imprégnation visuelle, viol et agression sexuelle – s'attache au cadrage et à la contextualisation de la demande, la pondération des charges émotionnelles et l'abréaction initiale d'affects d'effraction et de mort[237]. La mise en mots et en actes des situations traumatiques constitue le seuil inaugural d'un processus de rétablissement des fonctions interactives vitales, perceptivo-motrices, idéationnelles, psychoaffectives et dynamiques[238].

La capacité pour l'enfant de verbaliser ses souffrances et son vécu immédiat le situe dans une dynamique de sujet, être d'appétence, de doutes et de désirs, acteur véritable d'une histoire et porteur d'histoires fondatrices[239]. De nombreuses initiatives peuvent réduire l'enfant à une qualification d'objet manipulé, socialement et politiquement, transfiguré au plan de ses organisations psychiques et immergé dans une haine chaotique ou une résignation coupable. La fonction d'aide sociale et psychologique s'assume dans la reconnaissance de l'enfant comme une altérité structurante de la relation et pas uniquement comme un être dominé par ses tourments pulsionnels et relationnels. Pouvoir envisager l'enfant pour lui-même, en dehors de l'attachement aux articulations traumatiques, lui confère une latitude humaine et la direction du récit capable de le projeter dans une filiation narcissique[240]. Une synthèse de recherches qualitatives fait apparaître que la seule protection physique de l'enfant violenté ne constitue pas une mise à distance des risques souvent reproduits par le placement en institution même ou par sa prolongation[241].

---

237 LOPEZ, G. et *al. Psychothérapie des victimes.* Paris, Dunod, 2006.
238 JANIN, C. « Les séductions de la réalité : Eléments pour une topique du traumatisme », *Revue Française de psychanalyse*, L, 6, 1988.
239 DOLTO, F. 1987, *Op. cit.*
240 DOLTO, F. 1985, *Op. cit.*
241 POURTOIS, J.-P. (éd) et *al. Blessure d'enfant. La maltraitance : théorie, pratique et intervention.* Bruxelles, De Boeck, 2000b.

2. *La catégorie clinique et diagnostique*

L'organisation et l'encadrement de la prise en charge d'enfants traumatisés s'attachent à des catégories sémiologiques diverses[242] :

Variations de la normale
Angoisses, peurs, rituels ; mouvements dépressifs ; dysharmonies scolaires et relationnelles.

Symptômes à dominance névrotique
Organisation défensive psychique ; syndrome phobique, itérations ; syndrome psychonévrotique.

Symptômes réactionnels
Dépression, inhibition ; agressivité, automutilations ; addiction, conduite suicidaire ; troubles du comportement ; mythomanies, fugues, vols ; comportement confusionnel ; culpabilité, mortification ; déviance psychosexuelle ; érotisation des conduites, séduction ; communications atypiques.

Symptômes à dominance psychotique
Troubles de la personnalité ; pathologie narcissique ; pathologie anaclitique, abandonnique.

Symptômes psychofonctionnels
Insomnies, trouble du sommeil ; anorexie biologique, anorexie psychique, boulimie ; somatisation et conduites d'appel ; asthénie physique et psychique ; énurésie.

3. *La catégorie psychopathologique*

Les traumatismes intériorisés par l'enfant évoluent vers des organisations psychopathologiques dont l'empreinte structurale dépend des conformations de l'environnement et du contexte génétique du développement (période de l'Œdipe, latence, période pubertaire, adolescence)[243]. L'adolescence est fondée par une conjoncture double de continuité des enjeux de l'enfance et de rupture où l'état devient, lui-même, la source des organisations

---

[242] BONNET, A. et FERNANDEZ, L. *Op. cit.*
[243] GUTTON, Ph. *Adolescens.* Paris, PUF, 1996.

psychopathologiques[244] dont les caractéristiques principales sont les suivantes :

- cristallisation et fixation du vécu traumatique ;
- proximité et contagion d'affects mortifères ;
- forclusion des productions fantasmatiques ;
- objets psychiques instables ou aléatoires ;
- suractivation de l'imaginaire traumatique ;
- identification à l'agresseur ;
- résurgence œdipienne et pulsionnelle ;
- élaboration paroxystique du deuil ;
- thématiques narcissiques et régressives ;
- apopathétisme et hystérisation des souffrances ;
- désinvestissement des référents identitaires et identificatoires.

4. *La catégorie psychothérapique*

Les contextes de prise en charge s'articulent aux limites des modèles thérapeutiques sollicités ou prescrits. Cette règle implique l'établissement d'une distinction entre le travail social et le travail psychothérapique, ainsi que l'association de structures connexes[245] (dyadiques, triangulaires, structures parentales, groupe familial et thérapeutique). Le processus psychothérapique se réfère aux segments suivants :

- détermination des contextes et des significations de l'agression sociale ;
- identification des populations d'enfants concernés et des fréquences de répétition ;
- détermination des origines et de la finalité de la demande d'aide ;
- définition de la règle diagnostique et de la nature des interventions nécessaires ou possibles ;

---

[244] JEAMMET, Ph. et CORCOS, M. *Evolution des problématiques à l'adolescence. L'émergence de la dépendance et ses aménagements*. Paris, Doin 2001.
[245] WINNICOTT, D.W. *L'enfant et le monde extérieur*. Paris, Payot, 1982.

- définition des modes d'organisation et de recueil du matériel clinique. L'emploi systématique d'examens globaux ou spécifiques constitue une indication négative dans les circonstances immédiates du traumatisme. De même que la distorsion des approches projectives déclinées en rituel contraphobique ;
- établissement du degré et de la durée d'intériorisation du traumatisme ;
- systématisation du travail d'écoute et des espaces de parole et d'observation ;
- définition des limites de la fonction substitutive ;
- initiation et création des contextes d'immersion (techniques de désensibilisation phobique) et d'objets médiateurs (jeux, travail individuel et collectif, rôles sociaux, expression corporelle, relaxation).

Le travail direct sur les structures psychiques de l'enfant nécessite un contrôle rigoureux et dépend des réaménagements effectifs de surfaces psycho-dynamiques. La méconnaissance de ces paramètres peut entraîner des désafférentations graves. Il demeure possible d'expliciter les loyautés, les collusions affectives, comportementales et opératoires de l'enfant à travers un réseau d'indices :

- les lignées transférentielles et contre-transférentielles du thérapeute ;
- les schémas de la métacommunication ;
- les thématiques récurrentes, les itérations mentales (caractéristiques obsédantes, comportement d'évitement, retour du refoulé, silences) ;
- la syntalité des formations groupales en institution, les modes fonctionnels, les résistances, les cohésions identitaires, les contenus conflictuels) ;
- les répétitions et la symbolique liées au vécu dramatique (rêves, paroles, agis, transgressions, mutismes, dépendances).

5. *La catégorie de la médiation sociale*

L'action sociale constitue une fonction prédictive et indicative dans le processus d'aide. Elle s'articule à un nombre de paramètres :

- liaison intra et inter-institutionnelle ;
- repérage des circonstances et des lieux de réunion familiale, de réinsertion sociale de l'enfant mais aussi d'indices de dysparentalité ;
- quantification des paramètres de risque et de répétition des événements traumatiques ;
- identification des lieux sociaux générateurs d'exclusion et d'immaturité sociale et affective ;
- évaluation des seuils de cohérence familiale et des conditions de production des solidarités.

6. *La catégorie de la communication*

La capacité de communiquer en situation de détresse, de manque et de perte de l'information, marque la dimension de l'altérité, la projection dans l'autre et le partage des solidarités produites ou fantasmées qui ouvrent des certitudes et des filiations organisantes. En situation de crise, la communication constitue aux plans normatif et symbolique un procédé de réparation, d'intersubjectivité et de transmission de demandes explicites ou latentes. Le processus d'aide s'appuie sur des méta-communications qui permettent de lever l'ambiguïté des désirs réciproques, les barrages de silences répétés et les confusions pulsionnelles où s'enlisent les représentations, la liberté de parole et la perception de la réalité[246].

7. *La catégorie de l'imaginaire*

Le travail d'accueil et d'aide confère une entreprise incertaine souvent traversée par le doute, l'irreprésentabilité des drames et l'inadéquation des moyens et des stratégies. Mieux, il s'agit d'une dimension où sont introjectés, massivement, les affects de mort et de perte de soi. La prévalence de la mort, qui est destructurante,

---

[246] TURSZ, A. et *al.* *Adolescence et risque.* Paris, Syros, 1993.

s'oppose, invariablement, aux représentations de la vie et aux énergies mobilisées pour garder l'espoir de la résurrection des sens, du désir de l'autre et d'une cohabitation habituelle avec ses semblables. Il s'agit d'un imaginaire de réparation, de sublimation de manques où chacun partage des territoires imperceptibles de satisfactions contenues ainsi que les limites de la congruence humaine et le destin des passions.

Le travail d'aide aux enfants et aux adolescents traumatisés traduit un répertoire de tendances contradictoires. Dans de nombreux cas, l'événement traumatique coïncide avec le fantasme de désir chez l'enfant et réalise des pulsions refoulées ou non résolues (position œdipienne). Ces situations fixent la culpabilité et la sidération de l'enfant (sentiment de puissance fusionnelle des pulsions) figent la dynamique du travail psychique du deuil, intensifient l'isolement et empêchent l'intervention extérieure. Ce mode d'adaptation, qui produit des angoisses d'effondrement, appelle souvent une réaction de fascination et d'identification émotionnelle. Cette occurrence se traduit par la prescription paradoxale du symptôme caractérisée notamment par la suractivation du vécu traumatique, la fragilisation affective, l'allongement des durées institutionnelles et l'amplification des charges transitives[247].

Les aménagements défensifs et contre-transférentiels des opérateurs sont perçus par l'enfant, mais rarement intellectualisés ou traduits en significations. Ces formations réactionnelles constituent des obstacles au travail d'aide et d'écoute. Le travail d'accueil lié aux sentiments de perte et de morcellement, de honte et de haine, s'accompagne de dérèglement des références culturelles et éthiques, de structures de secret dont les effets occultent la spécificité humaine de l'enfant.

---

[247] WINNICOTT, D.W. 1982, *Op. cit.*

Insularités

Souffrances psychosociales

Une dimension subjective existe dans les univers sociaux et psychiques des acteurs sociaux, particulièrement les adolescents, étayée par la recherche de modération désaliénante et par le désir de réparation symbolique. Cette disposition souligne l'absence de médiation sociale et l'émergence de citoyennetés de la périphérie. Elle signale aussi le recul des missions prédictives institutionnelles et éducatives dans le champ de la famille, de l'enfance et de la socialisation de la jeunesse. La situation de dérèglement de l'interactivité sociale et le durcissement des dépendances placent les adolescents dans un statut de porteurs de souffrance et induisent une recherche irrationnelle de réseaux de transformation sociale, notamment dans l'expression marginale ou agressive. Le comportement d'agression, appris ou induit, est dans une logique d'affects impulsifs, d'argumentation essentielle d'enjeux de communication sociale et de médiation des conflits. Ainsi, dans une conjoncture de pseudo-réalité, de nombreuses structures sociales partagent l'appréhension d'une dévitalisation de leur conscience douloureuse et la réfutation d'innovations politiques que ne clarifie pas le dispositif législatif. Les propositions d'arbitrage politique révèlent l'écart entre un discours de contention, de formation institutionnelle, et sa traduction dans un contexte d'échange fragile.

Les attitudes de défense sociale consacrent une formule d'évitement et de cloisonnement de pressantes inquiétudes du corps social concernant une hypothétique filiation entre l'agresseur et l'agressé[248]. Il s'agit d'une situation indécidable qui introduit la contradiction d'une lignée mortifère et d'une réparation ambiguë où manque la maturité citoyenne pour apaiser l'affliction des vivants, pondérer le désir de vengeance et réifier les morts. Cette situation est marquée par l'éclatement du système de

---

[248] SCHNEIDER, M. *Le trauma et la filiation paradoxale*. Paris, Ramsay, 1988.

cohérence des solidarités traumatiques et des aménagements cohésifs qui maintiennent les groupes sociaux dans un rapport de sujétion à la loi. Ces éventualités s'accompagnent de blocages transitoires ou permanents des ressources adaptatives et de regroupement des conflits sur des zones réceptives de l'appareil psychique individuel et groupal. L'expérience traumatique, effective ou subjective, y définit un seuil de captation stressante similaire à un essai de mort et d'enfouissement progressif du potentiel dynamique employé par les tendances mortifères. La problématique qui s'en dégage contient l'indication d'une psychopathologie individuelle et sociale, fondée par des marqueurs récurrents, dont la charge symptomatique et l'activation symbolique indiquent une configuration à risques[249].

Un paroxysme du deuil

Dans ce contexte de décompensation, chaque approche rationnelle est signifiante d'une effraction de l'inconscient collectif, interférant le travail psychique de deuil et de recomposition d'attachements multiples dans la famille et dans le groupe social. Le deuil situe un état psychique individuel ou collectif préfigurant un processus discontinu d'investissements psychoaffectifs, sociaux et mentaux complexes, de dépolarisation des identifications antérieures, de déplacement des afférences affectives structurales, d'intériorisation des objets d'amour et de haine et de solidarité historique avec les morts dans un rituel de mémorisation[250].

L'empreinte caractéristique du traumatisme provoqué par l'agression psychosociale réside dans l'établissement d'une mémoire duale de contenus horrifiants et de figures défuntes. Cette connexion est désintégrante, car elle suggère d'inadmissibles compromis (refoulement des impressions douloureuses,

---

[249] *Cf.* Résurgence du refoulé, captation anxieuse et paranoïde, phobies d'impulsions, ritualisation de la souffrance, inhibition des fonctions motrices et mentales, fonctionnement opératoire, compulsif ou dépressif, déni de la réalité, désorganisation des conduites relationnelles, déviances, surinvestissement des réseaux défensifs, somatisations, itérations, réactions itératives suicidaires, homicides, addictions.

[250] WETZEL, N. A. « Solidarité avec la mort », *Dialogue* 72, 1981 : 73-82.

réhabilitation des fonctions désirantes) et de puissantes contraintes (devoir de loyauté et de perpétuation du legs symbolique[251]). Pour être opérant, le deuil requiert des latitudes temporelles, imaginaires, substitutives et sublimatoires. Cette projection est souvent entravée par la contagion émotionnelle de traumatismes répétitifs, similaires en leur essence, qui viennent raviver et massifier la douleur des affects, le cortège d'images obsédantes et l'illusion envahissante de la présence des défunts[252].

Le paroxysme du deuil est corrélatif d'un sentiment irréfragable d'injustice, entretenu par l'absence de châtiment pour l'agresseur, l'impossibilité de réaliser le tribut de sang rédempteur et de prescrire des équivalents traumatiques. L'obstination du deuil s'apparente à une lutte contre la résignation et l'oblitération de la mémoire, fondée par un segment d'historicité qui ouvre la collusion des vivants et des morts dans un champ de pratiques et de systèmes d'appartenances, canaux électifs d'une catharsis sociale libératrice de pulsions disparates. Il semble nécessaire de situer que l'émergence de contextes associatifs et de mouvements sociaux thématiques est indicative de l'établissement de systèmes collectifs de défense contre l'anxiété de persécution.

Subséquemment, il s'agit d'un mode de convergence mentale, affective et fonctionnelle assigné au renforcement des structures psychiques profondes, individuelles et groupales, à la réduction de sentiments de culpabilité et à la justification sociale de délibérations hostiles ou agressives contre des ennemis potentiels ou avérés. Il faut, néanmoins, interroger l'économie de ces structures sociales et en projeter l'inclination à une victimisation inhibitrice des maturations nécessaires au contournement de dépendances multiples.

Imaginaire et migration des adolescents

Les thèmes du voyage et de la migration situent depuis des décennies et, particulièrement, depuis les événements d'octobre 1988 en Algérie, l'alternative défensive ou raisonnée de la

---

[251] LOUX, F. « Du sevrage à la mort, l'apprentissage de la séparation », *Dialogue*, 72, 1981 : 65-72.

[252] HANUS, M. *Op. cit.*

reconstruction de la personne, de la réhabilitation de soi et de l'apprentissage des libertés.

Mais voyager, pour de nombreuses catégories sociales en Algérie, suppose un difficile travail de l'imaginaire et le contournement de l'insularité psychique, sociale et politique. Souvent, la migration est impossible et sublimée à travers la mutation et les sorties du corps[253], l'esthétisation de la vie collective et sociale et la création de périphéries biologiques, géographiques, sémiotiques, mentales et émotionnelles. Les récurrences du corps sont assignées à une fonction esthétique et cathartique au coefficient érogène dûment asserté par et dans le regard d'autrui. Le déploiement libidinal y marque l'errance de désirs manqués et l'occultation de soi. Mais aussi l'impulsion transgressive, le besoin fusionnel et possessif. La puissance érogène du corps est liée à la représentation publique et à la quête de soi dans l'autre. Le corps est aussi le lieu de production d'alliances, physiques et émotionnelles, où s'élabore l'activité exploratoire centrée sur soi, sur les complémentarités imaginaires et sur le monde extérieur. Les articulations du vécu corporel et de l'image du corps accomplissent une médiation des communications intra et interpersonnelles où se déclinent des stratégies d'autorévélation, d'intégration et d'assimilation des formats culturels de l'environnement.
La dynamique subjective, individuelle et collective, s'appuie sur un protocole de l'imaginaire inspiré par la syntalité socioaffective, l'activité transférentielle, la recherche fusionnelle et le désir d'inclusion de l'autre. Les individus impliqués dans un mouvement de transformation sociale, relayé par la production de performances et de qualifications, aux plans social, sportif, cognitif ou politique, sont immergés dans un éprouvé de violence, de silence et de doute. La structure de l'imaginaire constitue une alternative de comblement de manques, d'états d'inorganisation et d'immaturation sociale. L'imaginaire médiatique propose un ensemble de matériaux symboliques, de stéréotypes, de fictions et de correspondances libidinales dont se nourrissent diverses impulsions. Des impulsions d'ascension, de complémentarité et de

[253] *Cf.* Port du voile, drapés symboliques, grimages, métaphores, scarifications, somatisations, désexuation, automutilations, suicides.

plénitude. Dans les pratiques sportive et politique, notamment, les individus se fondent dans la tutelle d'images parentes et de modèles culturels issus d'un univers de référence dont l'effet sur l'imaginaire produit des contiguïtés perceptives et affectives. De nombreux attributs externes ou identitaires y sont employés pour délimiter les espaces de production des rites, leurs usages fonctionnels et leurs charges émotionnelles (attribution d'affects, délégation, identification aux vedettes sportives ou musicales, imitation et reproduction de codes posturaux, de conformations physiques, d'habitus ostentatoires, de techniques vestimentaires, de signalisations cénesthésiques, tonales et vocales, revendications identitaires, cultures de la marge, esthétisation de la vie collective, langage ésotérique). L'imaginaire du désir procède d'une inquiétante étrangeté ; de même que l'imaginaire de la mort qui réintroduit des besoins et des ferveurs identiques, des itérations sensorielles et perceptives, sentiments familiers mais cependant étrangers d'un éprouvé furtif et fascinant de capture. De capture dans l'autre, insaisissable mais obsédant, source de recommencement, de séduction, d'empathie et de covivance jubilatoire, de finitude et de désillusion.

Les formats de la vie sociale, familiale et politique, constituent le registre de dérèglements des trajectoires humaines, d'accumulation des frustrations et des abandons de soi et une source dominante de l'organisation psychopathologique. Aussi, la territorialité du voyage s'organise au-delà des espaces réels. Les exils sont intériorisés, les déconstructions symbolisées, l'exurbanisation latente. D'innombrables personnes voyagent, déjà, dans les méandres de repères imprécis : folies singulières, sentiments d'étrangeté, dissidences, déraisons, familles pathogènes, institutions cloisonnées, thérapeutique comorbide, répétitions violentes, addictions, passions circulaires, frontières séparatrices, morts soudaines et envisagées.

La migration s'organise dans les limites de lieux d'origination et de découvertes du corps, de pertes et de deuils infrangibles. Les enfants abandonnés sont saisis dans ce système d'errance et de capture infinie d'imagos improbables et désunifiantes, de forclusion des fonctions parentales et de prescription des solitudes[254].

Pour de nombreuses personnes, la rive est déjà peuplée qui consacre des territoires sacralisés, ceux de la mosquée et des lieux de prière dédiés aux dévotions rédemptrices. L'imaginaire qui y est créé est celui d'une parole recouvrée et d'une écoute partagée.

La capacité de ressourcement dans l'évasion et le prolongement des limites corporelles, spatiales et temporelles, confère une qualification nouvelle, humaine, sociale et politique dans un rapport d'altérité surdéterminé. Les hommes et les femmes qui reviennent d'errances et de voyages fondateurs ou à consonance traumatique sont porteurs de récits merveilleux, d'histoires tourmentées et de regards suspendus. Sujets de doutes et de désirs, les êtres dysharmoniques, dépressifs ou discordants, carencés et insomniaques n'ont pas épuisé la quête de sens et de mots capables de les introduire dans une filiation narcissique. Pour ceux-là, de nombreuses traverses doivent êtres posées ou imaginées, des passions revisitées et des congruences envisagées.

Sur un autre versant, il faut considérer l'absence de lieux d'écoute et de parole, institutionnels et para-institutionnels, d'équipements et d'intervenants spécialisés, de protocoles de prise en charge, ainsi que la disparité humaine et géographique de la demande d'aide comme des déterminants essentiels de la fixation des mécanismes de deuil et du fonctionnement dépressif confinant à l'état mélancolique[255]. Cette occurrence marque l'urgence de procédés thérapeutiques fondés, initialement, sur des transactions interactionnelles dont la finalité serait de permettre à chaque porteur de souffrance d'identifier ses conflits ainsi que les objets qui les synthétisent dans les sphères de la réalité et du fantasme et de redéfinir ses symptômes. Dans ce contexte, le silence et la solitude des jeunes constituent des énoncés d'effondrement ainsi que l'abord de conduites d'accompagnement et d'urgence. Il apparaît cependant que l'intention de pondération ne peut reconnaître les catégories de risques relatives à la réactualisation frustrante de vécus de morcellement social, familial

[254] MERDACI, M. 2009a, *Op. cit.*
[255] FREUD, S. 1977, *Op. cit.*

et individuel, ni l'effet probable d'un protocole de partition traduit par la contextualisation psychosociale, institutionnelle et politique d'une minorité émissaire. De même, cette démarche introduit la révélation invasive d'une structure de secret et de non-dits élaborés par la société[256].

Dans les situations traumatiques, l'occultation d'une dimension du réel et de ses acteurs réalise l'illusion d'unité et de permanence. Cette élaboration, parce qu'elle ne peut produire un effet immédiat de prise de conscience, libérateur des énergies mobilisées au travail de refoulement et de ressourcement, entrave les conduites d'évitement et de silence et stigmatise une altérité à l'origine de morts soudaines et d'éclatement des références familiales et sociales[257].

La règle traumatique

La désignation d'une catégorie sociale chargée de caractéristiques négatives crée une proximité physique mais également émotionnelle et interactive qui stimule les défenses contre l'attraction, l'influence, le risque d'adhésion empathique ou de compénétration, effets consécutifs de la source minoritaire, inhérents au processus psychique de cryptomnésie sociale, procédé où le refus initial cède à l'accoutumance[258].

Le durcissement des attitudes défensives envers une minorité détestée la rend destinataire de préjugés rédhibitoires, de bannissement et d'ostracisme ethnique. Il s'y développe une instance de comportement dont le déterminisme impulsif consacre la satisfaction culpabilisée et illusoire d'une confusion de désir et de mort de l'autre.

Il semble nécessaire d'entrevoir dans le clivage des entités psychiques et sociales une inversion des rôles où les persécutés se transforment en oppresseurs et les coupables désignés en cibles pathétiques expiatoires, terreau de tensions et de haines contenues

---

[256] REY, Y. « Un rituel thérapeutique : du secret familial aux secrets non partagés », *Dialogue*, 70, 1980 : 21-31.
[257] MERDACI, M. 2005d, *Op. cit.*
[258] PAICHERLER, G. et MOSCOVICI, S. « Suivisme et conversion », *in* MOSCOVICI, S. *Psychologie sociale.* Paris, PUF, 1982.

et prédictives de passages à l'acte destructeurs. Cette perspective marque l'incidence d'une reformulation critique et exclusive des axiomes identitaires et identificatoires, ainsi que la forclusion et la décomplémentarisation des vecteurs différentiels constitutifs du corps social et des processus de socialisation. Elle réactive également des frontières séparatrices, comme autant de blessures vives qui placent le mouvement circulaire du drame social dans la perspective d'inévitables dettes intergénérationnelles et intercommunautaires. Et dans une indispensable quête de sens.

Les conflits sociaux dans le champ social traduisent davantage une recherche de territoires d'inscription et d'accumulation d'influences prédatrices, individuelles et collectives, que le changement supposé initiateur de réorganisation des rapports de pouvoir, de production et de structures sociales. Il y apparaît que la violence, apurée de sa signification sociologique, cesse de traduire les mouvements psychosociaux et politiques dont elle a pu s'originer au titre de la fonction revendicative, pour spécifier un paradigme d'inertie dont le corollaire psychique est une modalité compulsive de situations et de conséquences identiques. Il convient, donc, d'interroger les fixations ou les mutations, endogènes et exogènes, d'ordre historique, psychosociologique, anthropologique et politique qui entretiennent ce mode extrême d'articulation à la réalité et de situer comment la société délègue, consciemment et inconsciemment, parmi ses membres les plus fragiles, les acteurs d'une violence qui germe en elle. Et c'est envers cette intuition aliénante de médiation génétique de la violence sociale que s'opère, dans de vastes ensembles sociaux dont ceux de la jeunesse, la réfutation d'attributions perçues comme un effet d'annexion et de perversion d'historiques dramatiques.

Cette dimension comporte une prescription paradoxale du réel et une double contrainte au sort indécidable. Une majorité de personnes et de groupements sociaux y sont placés devant une alternative de renoncement culpabilisant et de congruence humaine altérante. Il y manque la conformation des possibles, l'apprentissage lent et douloureux du partage de soi, une méthodologie de la mutualité où se produirait la décantation de haines réciproques. Il manque à cette perspective réparatrice l'assurance d'une sanction vraisemblable de l'agresseur, le meurtre fondateur et symbolique, qui ouvre un sens à la mort et autorise d'ineffables entretiens avec la mémoire[259].

La faillite des fonctions d'arbitrage et d'autorité, le déficit de résolutions de justice, le sentiment d'abandon, la dépréciation des solidarités et la consomption des libertés sont des facteurs de doute, de dérèglement des pouvoirs, de fracture des réciprocités et d'institutionnalisation des exclusions. Ce recueil de disqualifications préfigure la conjonction du déchirement social et de la partition de l'être au bénéfice d'une profonde régression des consciences et d'une dysharmonie grave des dynamiques productives du champ social et psychologique.

Les violences actées

L'expression actée des violences sociales ne vaut pas systématiquement, en significativité et en mode d'élaboration, la conflictualité ténue, les revendications tues et la violence fondamentale en chaque être. Cet axiome situe, déjà, les traverses à établir entre l'approche psychosociale, anthropologique et politique de la violence et sa caractérisation clinique et psychopathologique qui marque un dérèglement des registres de la relation[260]. La destructivité et la violence sociale chez les adolescents et les jeunes adultes sont souvent situées comme les indicateurs d'un malaise et d'un mal à vivre[261]. Mais, encore, elles signent la division des êtres et l'interdiction des rêves. Pour ces raisons, la destructivité et la production violente signifient un problème de symbolisation des objets conflictuels de la vie et marquent l'impossibilité de communiquer sur le désir, l'autre et le destin des pulsions. Les enfants et les adolescents détruisent pour ne pas se perdre, ne pas mourir. Dans certaines formes, la violence destructrice dirigée contre des univers réels ou symboliques, sous-identifiés ou dépolarisés, est le symptôme de

---

[259] GIRARD, R. *La violence et le sacré.* Paris, Grasset, 1972.

[260] GUTTON, Ph. *Violence et adolescence.* Paris, Inpress éditions, 2002.

[261] MARTY, F. (dir.). *L'illégitime violence : la violence et son dépassement à l'adolescence.* Ramonville-Saint-Agne, Erès, 1997.

refoulements répétés, de privations insondables et de pressions à l'appartenance.

De nombreuses catégories de la jeunesse sont en perte d'articulation de leur identité sociologique. L'élaboration de nouvelles filiations et de nouvelles socialités, dans l'attachement aux clubs sportifs ou aux groupes marginaux et aux pratiques déviantes et toxicomaniaques, désigne une forme de reconstruction, de dissidence affective, d'esthétisation publique et de consécration exogène. La formulation du manque à être, dans la négation des règles et des contextes normatifs, contient le sens à accorder au démembrement des solidarités dans la famille, dans les fonctions institutionnelles et dans le discours politique. Les jeunes adolescents entendent ce rejet. Ils recherchent de nouvelles cohérences psychosociales et émotionnelles dans un rituel de loyauté au groupe et dans les entours de la mort. La socialité marginale des adolescents violents conforte, précisément, une puissance de sidération, dans une dramatique spectaculaire nettement médiatisée, où le rapport de force devient insignifiant et aléatoire[262].

Dans le champ social, l'observation et l'inclusion de morts soudaines s'accompagnent d'une désintégration des rites d'affiliation intersubjective et des procédés de communication sociale. L'émergence et l'évolution historique de comportements d'agression et de violence sociale constituent pour les structures sociales, dont celles des plus jeunes, un ancrage traumatique dans un contexte de précarité psychique et d'implication indécidable. La proximité de la mort situe pour les jeunes adolescents une référence de mutations et d'appartenances marginales. L'univers subjectif de la mort détermine l'imaginaire de groupes latents et définit un sentiment d'étrangeté et de morcellement. Ainsi que des mouvements de réparation symbolique.

---

262 TYRODE, Y. et BOURCET, S. *La violence des adolescents. Clinique et prévention.* Paris, Dunod, 2006.

École

Une précarité dimensionnelle

Psychopathologie

L'école occupe une place importante dans le processus structural de l'enfant et dans l'établissement de modèles de socialisation des acteurs sociaux. De plus, l'école compose, avec les parents et la famille, une référence déterminante pour le développement et l'harmonisation de la santé sociale, affective et cognitive.

Dans un contexte de lecture des distorsions du champ scolaire, il est possible d'interroger l'imaginaire social, familial et parental de l'école et la symbolisation qui lui est affectée dans le discours général et dans les pratiques éducatives et d'autorité. Les représentations sociales et familiales de l'école dévient son intercession dans la construction sociale et éthique de la personne et dans l'attribution de qualification ascensionnelle, car de nombreuses élaborations mentales et opératoires barrent son influence dans la communication aux ensembles sociaux et politiques et, particulièrement, dans le travail didactique développé auprès des apprenants.

À propos des troubles de la scolarité, il est nécessaire de mesurer l'écart entre, d'une part, l'idéalisation des modèles scolaires et de l'effort intellectuel et, d'autre part, la négation de leur vocation à l'accompagnement humaniste dans la propension d'intérêts socioéconomiques consuméristes ou marginaux.

Le développement du champ de la communication sociale a introduit massivement des comportements de consommation, d'identification, de besoin et d'émotions (modèles esthétiques, vestimentaires, musicaux, langagiers, barrages à l'autorité parentale, images parentes et répétitives, suggestions). Ces modèles forment l'idéal de milliers d'enfants et d'adolescents et ne s'accommodent pas des réalités socioéconomiques, familiales et scolaires. Ils infèrent un déficit de socialisation des adolescents dans le contexte des propositions de formation scolaire où l'échec scolaire marque, dans une proportion formelle, l'échec des politiques scolaires et éducatives et des méthodologies adjuvantes[263].

De même, les seuils et les attributs de la transmission de la norme sociale dévolus à l'école, à travers les différents paliers de son exercice, notamment par les parents et le système familial, sont marqués de conflictualité et d'opacité des sources de décision et d'application organisées dans le processus d'accueil massif d'enfants souvent modélisés par des réseaux sociaux et familiaux hostiles au savoir ou fondés sur l'opposition primaire et le développement de précarités dimensionnelles[264].

Le contexte scolaire représente une étape normative dans la socialisation de l'individu et dans le cadrage de ses attributs statutaires, socioéconomiques, psychologiques et politiques. Les modes fonctionnels qui caractérisent l'institution scolaire, à travers ses règles, son système d'imposition et de communication, peuvent constituer des appareils de contrainte et générer de nombreuses inadaptations. De même, les relations de pouvoir y croisent la cristallisation de statuts d'âges, spécifiques aux élèves, dans un rapport de domination sédimenté en une succession de haines agressives, de décompensations et de précarité identitaire et psychosociale. Cette occurrence marque le recul des significations liées à l'initiation scolaire, dévalue les formations tout en accentuant les distances sociales et les sentiments d'exclusion[265].

La vie sociale en institution scolaire constitue pour chaque adolescent une expérience de révélation et de rupture qui marque une transition nouvelle vers l'état adulte où manque, cependant, la reconnaissance publique. Ce rapport de dépendance est souvent immergé dans un silence de deuil[266] ou réfuté dans un déploiement d'énergie auto et hétéro-destructrice coextensif de mort recherchée.

---

263 VASQUEZ, A. *Socialisation à l'école.* Paris, PUF, 1996.
264 MERDACI, M. 2009a, *Op. cit.*
265 JACQUES, P. *Op. cit.*
266 AGMAN, G. « L'intolérance au silence des adolescents », *Dialogue*, 74, 1981 : 21-31.

Parmi les distorsions des équilibres identitaires, le rapport au contenu des apprentissages scolaires marque la survenue d'expériences de confusion et de phénomènes de surimpression. Les différents énoncés pédagogiques contiennent la référence directe à la réalité psychique et aux vécus temporels des élèves qui réalisent une révélation brutale de leur état et du sentiment inquiétant de la proximité de leur être. Le discours pédagogique dévoile, rend manifestes, audibles et notoires les rêveries, les incertitudes et les préoccupations intimes ainsi que le refoulement massif des pulsions secrètes de la vie intrapsychique. Une autre entrave à l'identité des adolescents consiste en un conditionnement des mentalités par l'imposition d'un modèle sociocentrique d'attributs parentifiants. De fait, la nature des formations, les contenus de programmes comportent des prescriptions paradoxales, celles du double lien, source de dépersonnalisation et d'effritement des repères structuraux. L'enfant y est placé dans une perspective de reniement de son *ego* et de ses violences pubertaires pour se représenter dans le champ des adultes[267]. Le problème des mutations psychodynamiques et sociales des adolescents engage un protocole d'effets caractérisé par la séduction, l'éprouvé de violence, la dissociation ou le déficit de l'image et la recherche de solidarités dépressives qui soulignent les limites des migrations internes[268].

Les articulations au vécu corporel et à l'image du corps éclairent de nouvelles significations les charges obsédantes perceptibles dans les préoccupations intimes et relationnelles des adolescents. Le corps est situé comme médiateur des communications intra et interpersonnelles et détermine des stratégies évolutives d'autorévélation, d'intégration et d'assimilation des formats culturels de l'environnement. La puissance érogène du corps s'accompagne d'un antagonisme spatial (dedans / dehors) qui module les affects de plaisir et de déplaisir liés à la représentation publique[269]. Le rapport au corps est dédoublé d'une conscience d'exister étayée par le regard social, source d'idéalisation et de

---

[267] GUTTON, Ph. 1996, *Op. cit.*
[268] CORCOS, M., JEAMMET, Ph. et *al. Les dépressions à l'adolescence.* Paris, Dunod, 2005.
[269] MERDACI, M. 2009a, *Op. cit.*

censure. La fonction libidinale du corps est signalée par la quête ininterrompue de soi dans l'autre qui marque l'importance des fantasmes pubertaires dans la définition des identités sexuelles chez l'adolescent[270].

Au plan des manifestations cliniques, les occurrences de distorsion du champ scolaire et les dysmaturités de l'enfant et de l'adolescent sont liées au désengagement pubertaire et aux contradictions des mouvements du développement corporel, affectif et relationnel. Dans les périodes de l'enfance, chaque élève est exposé à des mutations complexes de son être et de son corps, accompagnées de doutes, d'opposition, de refoulements et de passages à l'acte destructeurs. Les contenus et les règles de chaque apprentissage semblent ignorer ces fondements de chaque apprenant, qui impulsent ou freinent ses prédispositions et son désir. De même, les arguments de la formation scolaire ne sont pas corrélés aux dispositifs de la réalité sociale, des capacités de mémorisation et de synthèse des populations d'élèves, ni de leurs centres d'intérêts immédiats. En effet, comment coordonner des valeurs humaines de civilisation et d'humilité avec les impératifs et les modèles interférents de consommation esthétique et de satisfaction narcissique et libidinale immédiates ? L'école n'enseigne plus les valeurs du partage, du travail et de l'intemporalité du savoir ou alors, difficilement, en termes aléatoires. Il existe une dissemblance entre les modèles prescrits dans les programmes d'enseignement public et les acteurs ou situations de la réalité[271]. On retiendra un niveau sémiologique composé de troubles divers affectant le comportement, les apprentissages, la vie sociale et relationnelle, l'affectivité et la vie somatique.

De nombreuses problématiques de l'école sont élaborées dans la confrontation latente ou surdéterminée des représentations, endogènes et exogènes, du corps et de ses mobilités libidinales et de la filiation familiale et parentale – souvent excentrée ou

---

270 BERGERET, J. « Violence et “homosexualité” à l'adolescence », *Champs. Psychopathologies et clinique sociale*, Constantine, Médersa, Vol. 2, 3-4, *Enfances*, 2006.
271 THERME, P. *Échec scolaire.* Paris, PUF, 1996.

envisagée comme un lieu de réparation dans les conjonctures de désocialisation et de désaffiliation sociale ou sociopolitique. Ainsi, des populations nombreuses d'enfants et d'adolescents transfèrent dans les réseaux de l'école, dans un travail de délégation, les conflictualités et les situations de violence et d'immaturité sociale afin de créer un mécanisme de contrôle de la norme et de surimpression de questions liées au déficit de la cohésion familiale et groupale et aux souffrances psychiques et sociales générées par la fracture des liens et des appartenances[272].

Indicateurs du champ scolaire

a. *La violence des systèmes didactiques*

Les difficultés scolaires des enfants et des adolescents traduisent des occurrences endogènes déterminées par l'organisation psychodynamique de chaque élève, ses systèmes motivationnels, ses pulsions narcissiques et épistémophiliques. Ces difficultés ressortissent, également, de conditions exogènes déterminées par le modèle didactique dominant ou induit.

Dans de nombreuses situations, la désaffection des apprentissages et de la relation pédagogique s'articule sur un ensemble de paramètres objectifs et subjectifs produits dans le champ scolaire. Il apparaît alors que le système didactique peut générer des violences ou des contre-indications à l'apprentissage capables d'inhiber le désir et les identifications de l'élève et de codifier la relation pédagogique en termes d'adversité[273], de

---

[272] LAURENT, M. « Violence des processus pubertaires », *in* RAOULT, P.A. (dir.). *Souffrances et violences. Psychopathologie des contextes familiaux*. Paris, L'Harmattan, 1999.

[273] Les violences produites dans l'environnement social et dans la pratique du sport expriment le démembrement social ou l'émergence d'une culture réfractaire indicative de nouveaux marquages territoriaux, identitaires et sémiotiques. Ces déviances indiquent la difficulté d'insertion et de reconnaissance d'une catégorie de la société, celle des jeunes majoritairement, dans un champ de repères instables, discriminants et, fondamentalement, disqualifiants. Cette pression à la conflictualisation de la vie, des rapports qui la construisent, ouvre une dimension de questionnement sur les politiques à réaliser et les règles

transgression des *patterns* d'autorité et d'affrontement agressif réel et symbolique[274]. Les situations d'apprentissage du champ scolaire produisent des perturbations pathologiques des instances personnelles, affectives et comportementales en rapport avec les charges didactogènes du vécu institutionnel, du processus pédagogique et des systèmes d'assimilation. Quelques indicateurs illustrent la situation *didactogénique*[275] :

- insuffisance de formalisation des objets implicites et explicites de la formation ;
- massification et rigidité du modèle social rattaché à la culture professionnelle ;
- indétermination de l'identité professionnelle et des charges afférentes ;
- indétermination des seuils institutionnels et sociaux de la demande d'intervention (absence de définition des objets, des méthodes, des groupes et des limites de compétence) ;
- cloisonnement du champ institutionnel et réduction des interactions sociales ;
- réglementation institutionnelle rigide ;
- surcharge des programmes pédagogiques et décalage des matières enseignées par rapport aux problématiques de la réalité et du champ social ;
- absence de supports didactiques, d'applications pratiques, d'analyse des résultats et des orientations scolaires.

Il existe, aussi, des situations qualifiées de *didascalogéniques* induites par le comportement habituel des enseignants, leurs attitudes conscientes et inconscientes à l'égard des élèves où apparaissent des sentiments de rejet, de haine refoulée ou agressive, des traitements moraux négatifs ou persécuteurs :

- surcharge abusive des programmes scolaires, des rythmes d'étude et de discipline pédagogique ;

---

d'accompagnement et de médiation indispensables à la formation des citoyennetés.

274 LEMPERT, B. *Les violences à l'école.* Paris, Audijuris, 1997.

275 SILLAMY, N. *Op. cit.*

- augmentation des exigences en termes d'effort, de mémorisation et d'émotivité ;
- absence de renforcement des mérites et des aptitudes produites ;
- manifestation de comportements agressifs, hostiles, répressifs et autoritaires ;
- refus de la communication, absence d'empathie, d'aide et d'écoute ;
- procédés disciplinaires rigides et humiliants ;
- pression à la soumission et aux attitudes apopathétiques.

Le coefficient didactogène induit des proportions importantes de réactions, de troubles psychonévrotiques et du comportement, de décompensations personnelles graves dont l'expression peut être immédiate ou différée. Les diverses conjonctures de contrainte pédagogique produisent une attitude défensive chez l'apprenant qui développe un mouvement d'opposition et d'abandon de la scolarité[276]. Le décrochage scolaire exprime, simultanément, l'inadéquation des procédés éducatifs et la stigmatisation des catégories sociales qui fréquentent l'école. De même, il situe le questionnement des politiques scolaires[277]. En l'absence de rapports de réciprocité entre les élèves et leurs enseignants, il se dégage un espace favorable à la confrontation conflictuelle, au jeu de l'influence et à la stratégie de l'évitement[278].

Les traitements moraux négatifs produits par les enseignants génèrent un mouvement défensif de rupture et de rejet des objets didactiques, particulièrement aux périodes de l'adolescence où l'enfant développe une plus grande sensibilité à l'adversité et aux sentiments de persécution. Les adolescents rencontrés dans les maisons de jeunes et aux abords des établissements scolaires recherchent une communication qui leur est refusée dans le contexte scolaire et dans la famille. Le champ scolaire peut produire une symptomatologie significative : troubles du

---

[276] LANGEVIN, L. *L'abandon scolaire*. Québec, Les Editions Logiques, 1999.

[277] MEIRIEU, Ph. *L'envers du tableau. Quelle pédagogie pour quelle école ?* Paris, ESF, 1993.

[278] MINDER, M. *Didactique fonctionnelle*. Bruxelles, De Boeck, 1999.

comportement, fugues et absentéisme, agressivité, automutilations et tentatives suicidaires, consommation de drogues et tranquillisants, tabagisme, déviance limite. On retrouve des catégories à connotation psychique : angoisses, insomnies, somatisations corporelles, anorexie, asthénies physique et intellectuelle, mutisme, culpabilité, troubles de la personnalité[279].

b. *L'échec scolaire*

Le questionnement de l'échec scolaire est chaque fois renouvelé en Algérie, qui est porteur d'incidences et de significations diverses. Le constat récurrent de désorganisation du processus scolaire, d'éjection psychosociale, d'exclusion institutionnelle de nombreuses catégories d'élèves aux différents paliers du système éducatif[280], indique l'existence, latente et opératoire, de facteurs de résistance et de rejet de l'objet pédagogique et de modélisation contrariée des relations d'apprentissage et de socialisation[281].

Ainsi, l'échec scolaire est un indicateur médian des modes de gestion pédagogique et de leur finalité. Faut-il alors situer l'analyse de l'échec scolaire dans le système bipolaire du contrat éducatif relatif à l'ensemble des procédés, des politiques et des règles de formation publique qui rassemblent l'enseignant et l'apprenant ? Faut-il encore questionner les rythmes, les temporalités, les compétences réelles et supposées et leur validation sociologique ?

Depuis un demi-siècle, des pédagogues, des psychologues et des sociologues ont développé le principe modérateur de l'interactivité. Dans le schéma interactif, le procédé didactique est transitif, modulable et reformulé aux capacités – intrapsychiques et intellectuelles – de l'élève, à la dynamique de la classe, ainsi qu'aux entraînements émotionnels et affectifs. Cette règle ne fait pas l'économie du maître qui demeure un médiateur essentiel du

---

279 LAURU, D. *La folie adolescente. Psychanalyse d'un âge en crise.* Paris, Denoël, 2004.

280 De 275.000 à 370.000 enfants sont exclus du système scolaire chaque année d'après les résultats d'enquête du Conseil national économique et social (CNES) et les états statistiques du ministère de l'Éducation nationale (synthèse 2005-2009).

281 BOIMARE, S. *L'enfant et la peur d'apprendre.* Paris, Dunod, 2001.

savoir. Mais elle relativise le sens de la directivité et opérationnalise les lieux de découverte, d'expérimentation et de symbolisation[282].

Cependant, le principe de l'interactivité n'est pas systématique dans la réalité de l'école algérienne, encore fixée aux modèles institutionnels de pragmatiques temporalisées, dépolarisées et sans thématiques convergentes (paliers rigides et discriminants, fonctionnement opératoire, programmes sans corrélations dans le réel, relation de domination, autorité formelle).

Cette dimension situe le questionnement des programmes, l'adéquation aux capacités de l'enfant, ses appétences psychosociales et affectives, ses identifications dans le champ scolaire et, principalement, ses relais dans le cursus scolaire : les contextes parentaux, la famille, la fratrie, les événements marquants, les dépendances, les traumatismes.

c. *Les manifestations de la violence*

La violence est un phénomène qui affecte également le contexte scolaire à travers des situations d'inadaptation, de comportement déviant ou transgressif, de rupture et d'échec scolaire et d'organisations psychopathologiques[283].

Au plan des caractéristiques, il existe une différenciation entre la violence du champ scolaire, de type exogène (quartiers d'origine, familles, bandes de rues, travail précaire, migration) exprimée par la défiance verbale, l'opposition et l'agression physique, ainsi que par les comportements de fugue et de consommations toxiques et la violence endogène ou situationnelle développée dans un contexte intérieur, celui de l'école, et déterminée par les attitudes de contraintes – physiques, morales, psychologiques et pédagogiques – exercées par les maîtres et l'institution[284]. De nombreuses études s'attachent à clarifier l'émergence de faits

[282] DELDIME, R. et DEMOULIN, R. *Introduction à la psychopédagogie*. Bruxelles, De Boeck, 1994.
[283] FAVRE, D. *Transformer la violence des élèves*. Paris, Dunod, 2007.
[284] PAIN, J. *L'école et ses violences*. Paris, Economica, 2006.

violents dans le contexte scolaire et leur rapport au travail éducatif et à la vie familiale[285], notamment :

- l'instabilité du milieu social et familial ;
- la difficulté des apprentissages scolaires ;
- la règle de l'autorité dans la relation maître-élève ;
- l'émergence de conflits affectifs ou développementaux ;
- l'absence de communications entre les adultes et les enfants;
- l'absence de renforcement positif des rôles et des apprentissages.

Dans les situations de violences scolaires, il est possible de s'attacher au repérage de troubles psychiques, d'indicateurs d'échec scolaire, isolé ou répété, de comportements déviants ou toxicomaniaques et de manifestations dépressives suivies d'impulsions suicidaires liées aux maltraitances diverses développées par le contexte scolaire[286].

Catégories cliniques

Le contexte scolaire se révèle comme un lieu d'organisation et de manifestation de structures psychopathologiques dont l'évolution clinique est variable[287]. En effet, certaines perturbations cèdent à la modification de la source d'influence, tandis que d'autres troubles se cristallisent et se ramifient dans des aires de substitution (lieux de travail, vie familiale, interactions sociales).

Les fréquences symptomatiques du champ scolaire recoupent des catégories cliniques où apparaissent des thématiques

---

[285] PERRON, R., AUBLÉ, J.-P. et COMPAS, Y. *L'enfant en difficultés. L'aide psychologique à l'école.* Paris, Dunod, 2005.

[286] BLAYA, C. *Violences et maltraitances en milieu scolaire.* Paris, A. Colin, 2006 ; MERDACI, M., « Clinique sociale de l'échec scolaire de l'enfant et de l'adolescent », *Champs. Psychopathologies et clinique sociale*, Vol.2, 3-4, *Enfances*, 2006b : 167-180 ; VIVET, P. et DEFRANCE, B. *Violences scolaires.* Paris, Syros, 2001.

[287] MERDACI, M. 2010b, *Op. cit.* ; MARCELLI, D. *Enfance et psychopathologie.* Paris, Masson, 2009 ; CATHELINE, N. *Psychopathologie de la scolarité.* Paris, Dunod, 2007.

dépressives, narcissiques et anaclitiques[288] articulées aux problématiques du déracinement, de l'immaturité affective et sociale et de la conflictualité des rapports d'autorité[289].

Les manifestations de l'angoisse

Les phénomènes anxieux peuvent être considérés comme normaux au cours du développement de la personnalité (peurs sans objet, angoisse de séparation, angoisse liée aux débuts de la vie, à l'expérience du sommeil et à l'isolement).

L'angoisse de séparation peut être importante si elle s'accompagne d'un sentiment de perte de la figure d'attachement et d'un état de détresse psychique. *L'angoisse pathologique* se caractérise par la permanence et l'intensité des troubles qui l'accompagnent ou par l'effet d'envahissement du champ psychique de l'enfant.

L'angoisse chez l'enfant peut avoir trois aspects :

- *réaction d'angoisse épisodique*, ou crises d'angoisse (associées à des événements traumatiques, des maladies ou des actes chirurgicaux) ;
- *réactions d'angoisse aiguës* (école, examens, voyages) caractérisées par des paniques intenses avec des troubles somatiques ou neurovégétatifs ;
- *l'angoisse chronique* qui consacre un état d'inquiétude permanent.

L'angoisse est perceptible sur quatre plans ou modes principaux[290] :

- *un plan émotionnel et affectif* (fragilité, repli, culpabilité, mésestime) ;
- *un plan mental* (pessimisme, négativisme) ;

---

288 MERDACI, M. *Psychopathologies de l'enfant et de l'adolescent.* Constantine, Médersa, 2011b ; CATHELINE, N. *Op.cit.* ; GUEX, G. *La névrose d'abandon.* Paris, PUF, 1973.

289 *Cf.* angoisses, conduites d'isolement, mutismes, difficultés scolaires permanentes ou transitoires, pathologie narcissique, inhibition, asthénie physique et psychique, troubles de l'image du corps, échecs et inadaptation sociale.

290 DUMAS, J. *L'enfant anxieux.* Bruxelles, De Boeck, 2005 ; PUYUELO, R. *L'anxiété de l'enfant.* Paris, Privat, 1991.

– *un plan corporel et physiologique* (agitation, instabilité, modification des rythmes cardiaque et respiratoire, du tonus, réactions neurovégétatives) ;
– *un plan comportemental* (évitement, rétractation sociale et relationnelle).

Les troubles anxieux

La classification internationale des troubles mentaux et des troubles du comportement (CIM-10, OMS) décrit sept troubles majeurs de l'angoisse référés à la nature de l'anxiété chez l'enfant[291] :

– l'angoisse de séparation ;
– la phobie spécifique ;
– l'anxiété sociale de l'enfance ;
– les troubles obsessionnels-compulsifs (anxiété ciblée) ;
– le trouble panique (anxiété envahissante et extrême) ;
– l'état de stress post-traumatique (anxiété réactionnelle) ;
– l'anxiété généralisée (angoisse flottante).

L'angoisse constitue un mode d'entrée vers d'autres troubles névrotiques ou psychotiques et elle associe des complications diverses (dépression, troubles du comportement, somatisations)[292].

1. *La dépression chez l'enfant et l'adolescent*

Les aspects cliniques de la dépression de l'enfant et de l'adolescent sont des indicateurs essentiels pour la compréhension des difficultés adaptatives et des résonances psychiques. L'expérience anxieuse et le chagrin douloureux se retrouvent chez l'enfant qui peut organiser une dépression masquée par des symptômes organiques ou psychosomatiques. La dépression peut apparaître en diverses périodes de l'enfance. Il s'agit alors d'un syndrome clinique qui s'organise autour d'éléments structuraux et sémiologiques différents. La dépression de l'enfant peut être réactionnelle, névrotique ou psychotique en fonction de nombreuses lignées de facteurs étiologiques. Des indicateurs du

---

[291] DUMAS, J. *Op. cit.*
[292] BRACONNIER, A. et *al. Op. cit.*

comportement, de perturbation de la vie scolaire, d'effondrement de l'humeur et de profonde tristesse marquent le passage lent dans la dépression chez l'enfant et l'adolescent.

L'apparition de la dépression chez l'enfant est déterminée par des situations de rupture, de migration et de conflictualité latente ou manifeste. Chez l'adolescent, le rapport à l'autorité parentale et la difficile identification aux adultes favorisent le sentiment de solitude encore souligné par les modifications corporelles et la résurgence des pulsions sexuelles. L'enfant et l'adolescent éprouvent le besoin de dépendance et de régression investi dans la fonction orale, dans l'impulsion agressive et dans les éprouvés de risques : drogues, exposition à la mort, affrontements violents. Le syndrome dépressif est souvent attaché à un travail de deuil inaccompli ou barré où les enfants et les adolescents ne peuvent se parler et être parlés, partager des passions, se reconstruire et se réconcilier avec eux-mêmes et avec leur image : le sentiment d'étrangeté et central chez des enfants abandonnés, frustrés, traumatisés, dépendants et anxieux[293].

La dépression manifeste n'est pas systématique chez l'enfant car elle n'est pas exprimée en une symptomatologie franche : les troubles caractériels, du comportement, somatiques et de l'activité intellectuelle sont évoqués par les parents. La dépression de l'enfant peut indiquer une organisation psychopathologique grave, névrotique ou psychotique, et nécessite alors une attention soutenue. Dans l'organisation dépressive, des souffrances morales, affectives et corporelles sont accumulées où l'enfant n'arrive plus à contenir le secret, ni en sortir.

Ces situations psychiques sont indécidables, conflictuelles et interdisent les communications dans la famille, le rapport à l'autorité, le travail de socialisation et la production de l'imaginaire. L'enfant et l'adolescent cessent de rêver et ne s'associent plus au sentiment de plaisir et de toute puissance du désir. Ils sont alors portés par l'ennui mortifère, la vacuité des sens et la fragmentation de leur identité[294].

---

[293] MERDACI, M. 2011b, *Op. cit.*

[294] *Idem.*

Trois grandes composantes interviennent dans toute conduite dépressive[295] :

- une perte de l'objet associée aux avatars de la composante narcissique de la personnalité ;
- une problématique de l'agressivité, de la destruction et de l'ambivalence ;
- un affect dépressif de base manifeste au niveau du comportement par le retrait, l'inhibition ou le ralentissement psychomoteur.

L'affect dépressif est souvent inféré chez l'adolescent pour apparaître comme un trait inhérent à la crise adolescente en dépit de sa portée clinique et de sa signification[296]. Ainsi, l'humeur dépressive est fréquente chez l'adolescent, marquée par l'oscillation de moments dépressifs et euphoriques accompagnés de troubles anxieux. La symptomatologie y est comparable à celle de l'adulte et associe des troubles spécifiques[297] :

- des troubles du sommeil avec hypersomnie ;
- le ralentissement psychomoteur ;
- des troubles de la conduite avec agitation, passages à l'acte impulsifs, comportement antisocial, conduite sexuelle anarchique, toxicomanie, fugues, difficultés scolaires ;
- la dépression masquée par une symptomatologie somatique (anorexie, boulimie, plaintes somatiques diverses) ;
- le risque de passage à l'acte suicidaire.

On retrouve chez l'adolescent une humeur dépressive caractérisée par :

- une tristesse d'intensité importante ;
- une morosité et une vision négative de soi-même ;

---

[295] MARCELLI, D. et BRACONNIER, A. *Psychopathologie de l'adolescent.* Paris, Masson, 2008.

[296] PHAM-SCOTTEZ, A., REVAH-LEVY, A., TAVASSOLI, L. et SPERANZA, M. « Aspects cliniques, classifications, épidémiologie, comorbidité », *in* CORCOS, M., JEAMMET, Ph. et *al. Op. cit.*

[297] MARCELLI, D. et BRACONNIER, A. *Op. cit.*

- la perturbation des capacités verbales et l'incapacité, particulièrement chez les garçons, à formuler le malaise[298].

La dépression chez l'adolescent peut s'exprimer par des manifestations comportementales ou somatiques non spécifiques[299] :

- une symptomatologie somatique : asthénie, céphalées, rachialgies, douleurs centrées sur le corps, hypersomnies, fatigue permanente, anorexie, boulimie et surcharge pondérale ;
- une symptomatologie comportementale : troubles de la conduite (fugues, comportement agressif, vols), hyperactivité.

La dépression chez l'adolescent paraît également plus marquée sur le plan de l'intensité des sentiments de dépréciation associés à l'anhédonie[300]. On retrouve la symptomatologie suivante :

- troubles anxieux ;
- sentiments d'infériorité, culpabilité, dévalorisation, irritabilité ;
- automédication, abus de substances psychoactives ;
- passage à l'acte agressif ou suicidaire ;
- ralentissement du fonctionnement psychique ;
- inhibition intellectuelle ;
- désadaptation scolaire ;
- ralentissement du sommeil (l'insomnie est un signal majeur) et de l'alimentation (anorexie), hypersomnies, hyperphagies, troubles somatiques, dysmorphophobies[301].

Au plan du vécu scolaire, les manifestations dépressives soulignent une sémiologie hétérogène :

[298] BONNET, A. et FERNANDEZ, L. *Op. cit.*
[299] JEAMMET, Ph. et CORCOS, M. *Op. cit.*
[300] Perte du plaisir.
[301] Préoccupations excessives à propos d'un défaut imaginaire ou minime du corps.

– des manifestations comportementales caractérisées par la lenteur et l'inertie, un freinage inhabituel de l'activité psychomotrice et des attitudes de repli ou, à l'inverse, une agitation incontrôlée, désordonnée et insatiable accompagnée d'instabilité, de troubles de l'humeur, des crises de colère et des sentiments de découragement et de dévalorisation ;
– des troubles du sommeil, de l'appétit, ainsi que des idées de mort et de suicide.

La situation dépressive se répercute sur le travail scolaire de l'enfant et de l'adolescent. Elle transparaît dans le désinvestissement de l'activité scolaire et des apprentissages et dans le surinvestissement réparateur, constituant une source de dérèglement de l'activité cognitive et d'échec scolaire et de redoublement[302].

Les aspects cliniques de la dépression de l'enfant et de l'adolescent sont des indicateurs essentiels pour la compréhension des difficultés adaptatives et des résonances psychiques. Des indicateurs du comportement, de perturbation de la vie scolaire, d'effondrement de l'humeur et de profonde tristesse marquent le passage lent dans la dépression chez l'enfant et l'adolescent.

2. *La phobie scolaire*

Les aspects liés à la santé mentale de l'enfant scolarisé sont également cités dans les manifestations de l'angoisse et de symptômes phobiques de la scolarité et des objets de l'apprentissage. La phobie scolaire est caractérisée par un comportement d'agitation et de fuite irraisonnée et des manifestations d'angoisse (phobie des transports, phobie sociale, angoisse de séparation envahissante), des troubles du comportement dans le cadre familial et des symptômes de la série dépressive[303]. Le refus anxieux de l'école peut être mis en rapport avec l'angoisse de séparation avec la mère. La phobie scolaire

302 CATHELINE, N. *Op. cit.*
303 MARCELLI, D. et BRACONNIER, A. *Op. cit.*

apparaît à des âges différents de l'enfant vers 5-7 ans, 10-11 ans et 12-15 ans[304].

3. *Les difficultés scolaires*

Les difficultés scolaires chez l'enfant et l'adolescent sont analysées en termes simplistes ou en considérations morale (paresse de l'adolescent), médicale (échec lié à la suspicion de troubles psychiques ou organiques), ou sociale (échec dû à l'inadaptation à la structure scolaire). Les difficultés scolaires peuvent s'attacher à des modalités cliniques :

- la débilité mentale ; cette cause n'est pas systématique surtout dans les cas de débilité légère ;
- les dysharmonies cognitives ; elles sont caractérisées par des troubles et des insuffisances graves dans la mobilisation cognitive et affective entravant les acquis scolaires.

Des difficultés transitoires peuvent s'attacher également à l'hyper-investissement et au fléchissement scolaire :

– *L'hyper-investissement* correspond à une manifestation d'intérêt exclusif pour les activités scolaires avec une propension à la réussite. Il indique un fond anxieux chez l'enfant et l'adolescent qui craignent de sortir de l'enfance et du cortège de dépendance qu'elle organise notamment aux parents. Dans cette hyper-maturité scolaire, les turbulences de l'adolescence sont gommées et l'adolescent paraît dans une caractérisation froide, distante, amorphe et blanche avec un fondement psychopathologique avéré et avec le risque d'un retour pulsionnel violent, capable de causer l'arrêt brutal des investissements habituels et du processus cognitif. Beaucoup de situations de décrochage scolaire s'apparentent à cette problématique psychique chez l'adolescent.

– *Le fléchissement scolaire* peut constituer une distorsion attendue et transitoire de l'activité cognitive de l'enfant et de l'adolescent, mais il n'est pas marqué par le désintérêt pour l'apprentissage et la

[304] CATHELINE, N. *Op. cit.*

scolarité. Le fléchissement scolaire peut ne concerner qu'une matière, avec un échec important ou massif, et associer des comportements de retrait dans la famille et l'absentéisme scolaire. Il peut s'expliquer aussi par le déplacement de l'érotisation du corps, à la puberté, sur l'activité de pensée[305].

Les situations de crise, qui traversent le processus pédagogique, accusent les effets de décohabitation imposés à la mémoire biographique individuelle et collective de générations caractérisées par des différences d'origine socioculturelles, de sexe et de références structurantes. Cette fracture de l'objet socioéducatif peut s'exprimer dans les pratiques maltraitantes et entraîner des mobiles de dissonance, de souffrance et de contre-investissement, porteurs de fixation des distances sociales au détriment d'un repérage des renforcements sociaux et affectifs[306].

---

[305] MARCELLI, D. et BRACONNIER, A. *Op. cit.*

[306] LOUIS, J. M. et RAMOND, F. *L'élève contre l'école. Scolariser les « a-scolaires »*. Paris, Dunod, 2010 ; BLAYA, C., *Op. cit.* ; BLIN, J. F. et GALLAIS-DEULOFEU, C. *Classes difficiles : des outils pour prévenir et gérer les perturbations scolaires*. Paris, Delagrave, 2001 ; PILOZ, L. *Maîtriser la violence à l'école*. Bruxelles, De Boeck, 1999.

Santé et personne

Une éthique de médiation

Dans la société algérienne, la socialisation du corps et des pratiques de santé participe d'une économie de rapports sociopolitiques et de productions de l'imaginaire. Ainsi, l'expertise médico-psychologique y est-elle consubstantielle de nombreux présupposés du groupe social. La cohérence du corps, sa fragmentation, dans la maladie et dans les stratégies diagnostiques et thérapeutiques, est en rapport avec le degré de transcription des éléments d'apprentissage et de savoir qui l'établissent comme lieu d'une mémoire du groupe et de ses filiations. Mais le corps est également l'objet de manipulations et de délibérations multiples pouvant le barrer, l'exposer ou le maintenir en attente dans une procession de rites protecteurs et dans une œuvre collective de régulation des émotions[307].

Le corps absorbe et fixe ces formats préétablis par un travail d'élaboration ressourcé aux représentations diverses. Il est alors construit par le regard et le discours social et pensé dans une logique identitaire et de capture. Corps sains et corps malades obéissent à une métarègle de la santé élaborée par un travail de dépossession et d'intériorisation de la douleur physique et de la souffrance psychique dans le champ de la représentation communautaire et familiale.

Dans cette mentalisation du corps, saisi par de l'acte diagnostique et thérapeutique, une éthique de médiation s'impose, pour les acteurs institutionnels et dans les codes des diverses prises en charge, afin de définir et qualifier les interlocuteurs référentiels des pratiques de santé et configurer les territoires et les objets qui les produisent.

---

[307] KORB, S. « La régulation des émotions », *in* SANDER, D. et SCHERER, K. R. (dir.). *Traité de psychologie des émotions.* Paris, Dunod, 2009.

Objets éthiques

Les questions éthiques qui apparaissent dans les contextes de la santé concernent la part de l'imaginaire laissée à la personne quand elle est dépossédée de son corps malade, objet d'investigations nombreuses, de captation diagnostique ou thérapeutique. Ces questions s'attachent aussi à la part de restitution qu'elle peut attendre au-delà des manipulations exploratoires ou réparatrices. Ainsi, l'emprise du travail médical peut être réductrice de la présence sociale et de l'intégrité du Moi dont la reconstruction ou la destruction est liée à un corps et une vie secrétés, éclatés, cellulaires. Il s'agit, donc, de mettre en regard les progrès scientifiques et la réflexion éthique relative à la qualité de personne[308]. En effet, les considérations éthiques dans les problématiques de santé introduisent, dans un même mouvement, des arguments moraux, juridiques, sociaux, psychologiques et politiques. Mais ces arguments ne constituent pas des frontières séparatrices capables de fixer les territoires de légitimité de décisions multiples mettant en jeu la complétude de l'individu. Ils représentent souvent des situations d'interaction conflictuelle en raison de la dissonance des objets déclarés ou perçus.

Les développements des technologies biomédicales[309] ont surdéterminé le contenu du discours de la santé et des conventions humaines sur la qualité de personne. Tout se passe comme si la capacité de nommer, d'isoler et de contraindre les catégories du corps dans l'acte biomédical conférait une autorité entière, insécable, qui vulnérabilise l'individu et sa famille. L'intention éthique doit envisager l'ouverture de l'information et son développement sur des polarités décentrées, celles des transgressions possibles des sacralités du corps humain par une mécanisation normative de son principe. Ces transgressions du

---

308 BROHM, J. M. *Le corps analyseur. Essais de sociologie critique.* Paris, Economica, 2001.

309 *Cf.* IVG, PMA, insémination par don de sperme et d'ovocytes, procréation et mutation du corps féminin, fécondation extra-conjugale, manipulation *in utero*, enfant-médicament, prélèvements d'organes et prélèvements post-mortem, greffes de cellules souches placentaires, sang du cordon ombilical, statut de l'embryon surnuméraire, conception in *vitro*, implants, soins palliatifs et fin de vie, consentement, secrets, *etc.*

territoire corporel sont nombreuses et s'accompagnent d'une maîtrise chaque fois affinée des complexités des lois biologiques et génétiques. Or, l'évolution du savoir médical est consubstantielle de la désubjectivation du corps par la jonction de procédés modérateurs, régulateurs, esthétiques et, en définitive, économico-politiques.

L'intention éthique doit envisager de réintroduire le corps, placé dans une problématique de santé, dans les dispositifs de l'imaginaire social et individuel.

Une référence anthropologique

Les références biologiques du corps (neurovégétatives, sexuelles et motrices) recoupent ainsi ses références symboliques et spirituelles car la société allègue au corps, à travers ses répétitions et ses liens transgénérationnels, le fondement de sa marque et de sa légitimité. Le sentiment du corps prend place dans une série d'expériences situées sur sa surface, aux points de rencontre des sensations érogènes et douloureuses, et dans l'émergence de l'angoisse. Ses limites sont également suggérées : morcellement, perte, agression, maladie, dépersonnalisation[310].

M. Augé et C. Herzlich (1983) définissent la maladie comme l'intersection du biologique et du social. Ces événements ont immédiatement une signification pour le sujet individuel, le groupe et la société en vertu du principe selon lequel toute pensée sur l'individu est une pensée du social. Le caractère social de la maladie est un fait empirique. C'est un fait paradoxal aussi, car la maladie, qui ne concerne qu'un individu, possède néanmoins un caractère social « [...] *où une même logique intellectuelle commande la mise en ordre biologique et la mise en ordre sociale, qu'il y a en quelque sorte, dans une société donnée, une seule grille d'interprétation du monde s'appliquant aussi bien au corps individuel qu'aux institutions sociales, plus exactement que si logique il y a, elle est celle là même dont procèdent simultanément la constitution du corps et l'institution du social* »[311].

---

310 MERDACI, M. 2011a, *Op. cit.* ; SAMI-ALI, M. *Op. cit.*
311 AUGÉ, M. et HERZLICH, C. *Op. cit.*

Ainsi, dans le contexte traditionnel, la maladie s'organise dans le passage de l'émotionnel vers l'empirique consacré par la maîtrise des outils et des procédures de qualification des troubles et du travail thérapeutique à l'intérieur du groupe même[312].

Ce qui détermine les conduites thérapeutiques, c'est la maladie dans sa dimension sociale[313]. De ce fait, le désordre biologique est l'expression d'un désordre social où la reconnaissance de la maladie, notamment par le diagnostic médical, est une reconnaissance de l'état de maladie du groupe social qui permet au sujet d'accéder au rôle de malade. Dans l'approche traditionnelle, la maladie révèle le groupe, ses désirs et ses conflits manifestes ou latents[314]. L'acte thérapeutique réside alors dans la continuité qui réunit l'individu à sa référence sociale et familiale ainsi qu'aux références occultes développées par la mémoire du groupe. La souffrance et la maladie sont considérées comme naturelles ou surnaturelles et référées à la toute puissance subjective de productions incantatoires ou suggestives[315].

D. Le Breton (2005) souligne que la désignation culturelle du corps est donc le fait d'un imaginaire social. Le corps en tant que lieu de l'identité sociale et psychique d'une personne n'est représentable que dans un système de structure sociale individualiste, marqué par la séparation des acteurs sociaux et par l'autonomie des valeurs et des objectifs[316]. La dimension de personne référée à la structure du Moi est difficilement envisageable à propos de l'individualité du corps et de son autonomie.

Dans le système de culture traditionnel et communautaire, le corps est le maillon qui contient une part de la mémoire collective. Il est un attribut délégué à la présence terrestre d'un être doté de compétences d'apprentissage et d'intégration d'objets divers.

---

312 LAPLANTINE, F. *Op. cit.*

313 AUGÉ, M. et HERZLICH, C. *Op. cit.*

314 RETEL-LAURENTIN, A. *Etiologie et perception de la maladie dans les sociétés modernes et traditionnelles.* Paris, L'Harmattan, 1995.

315 MEKKI-BERRADA, A. *La portée thérapeutique et herméneutique de la Baraka.* Ottawa, Bibliothèque nationale du Canada, 1997 [en ligne].

316 LE BRETON, D. *Anthropologie du corps et modernité.* Paris, PUF, 2005.

Ainsi, le corps n'est pas la propriété d'une personne mais le lieu où s'élabore la convergence du groupe, ses croyances et ses sacralités. La coexistence du sacré et du symbolique est gérée par l'ordre communautaire qui seul peut définir les séquences d'expression ou de différenciation, particulièrement à propos des rites du mariage, de la naissance et de la mort dans différentes cultures traditionnelles, ainsi que de l'épanouissement et du repli.

Le corps est donné à voir de même qu'il est censuré car il porte les germes du recommencement et de nouvelles filiations du groupe (travail de gestation et de procréation, alliances endogamiques) et, à travers les fonctions biologiques, il marque les dimensions du religieux et du sacré autant que les fondements subjectifs des valeurs immatérielles du groupe social ou familial (autorité morale, honneur, division sexuelle du travail, distribution des risques). L'inférence magico-religieuse est alors déterminante dans les évolutions du corps, de ses productions et de ses altérations dans la maladie et la souffrance. Ainsi, en dépit de la rationalité biomédicale, le corps est rivé aux systèmes de croyance et aux langages de la culture[317].

Ces langages sont fondés dans un contexte mental, perceptif et discursif de la réalité et de la représentation sociale du corps : normes, frontières, mutations, délégations affectives et sociales, aliénations, sublimations[318]. Il est possible de considérer le corps

---

[317] FISCHER, G. N. (dir.). *Traité de psychologie de la santé.* Paris, Dunod, 2002.

[318] Des construits sociocognitifs personnels et sociaux constituent une élaboration des croyances et des représentations de la santé et de la maladie. Il s'agit, selon G. N. Fischer et C. Tarquinio (2006), de structures de connaissances et de conception que le sujet se construit ou perçoit d'une mémoire lointaine qui ne correspond pas systématiquement aux savoirs scientifique et médical. Cependant, ces croyances ont une fonction majeure sur le plan de la vie psychologique ; elles entourent de sens le trouble et la peur angoissée introduits par la maladie tout en favorisant le sentiment d'une capacité de maîtrise et d'ajustement. Les représentations sociales servent de lien entre, d'une part, l'expérience individuelle de la maladie et des comportements de santé et, d'autre part, l'influence des dimensions socioculturelles et historiques (*cf.* normes subjectives) et prennent en charge les idées en circulation dans un environnement donné, souvent non structurées et

comme un *fait culturel* et un *objet anthropologique* et, spécifiquement, un *métalieu*[319] car il figure l'aboutissement d'un protocole complexe d'assimilation des règles humaines qui fondent le groupe[320].

Autant que l'acte de parole, le corps révèle la *mémoire communautaire*, ses bouleversements et ses angoisses[321]. Il consacre le registre dont use une société pour parler de ses fantasmes. Aussi, le corps vécu et perçu n'est donc jamais pleinement nôtre, car il est d'abord une *image sociale*[322].

La clinique sociale

La clinique sociale est une saisie de la société algérienne marquée par de profondes transformations de ses fondements psychiques, sociaux et politiques[323]. Elle interroge les intentions éthiques des acteurs du champ biomédical sur la formulation des pouvoirs, de prescription et de manipulation du corps, invoqués au titre de la vulnérabilité des personnes, afin de mieux intégrer les valeurs humaines et la prise en considération du sentiment de réjection que développent les membres de la communauté.

Cette perspective est celle d'une éthique dimensionnelle, de médiation, où il sera possible d'envisager un protocole de dispositifs d'accueil, d'écoute et de travail clinique qui réintroduira dans le champ de la biomédecine, la fonction de tiers référentiel, imaginaire ou organisateur dévolue au groupe familial. Cette disposition pourra associer le statut de la personne malade, l'intégrité de sa personnalité, de ses références affectives et spirituelles et réélaborer le statut de la maladie et des tensions émotionnelles qui la prescrivent comme un vecteur de

---

issues de domaines de savoirs disparates (par exemple médicaux ou magiques) pour en élaborer un savoir (profane ou naïf) et un *sens commun*. Elles utilisent deux processus, l'ancrage et la subjectivation pour permettre l'introjection des valeurs et des normes du groupe ou de la communauté et leur application aux nouveaux événements.

319 BROHM, J. M. *Op. cit.*

320 SALIBA, J. « Le corps et les constructions symboliques », *Socioanthropologie*, n°5, 1999 [en ligne].

321 BOURDIEU, P. *Le sens pratique*. Paris, Minuit, 1980.

322 DESCAMPS, M. A. *Op. cit.*

323 MERDACI, M. 2005a, *Op. cit.*

transformation et de reconstruction. Car dans la configuration multiple des actions santé et de prises en charge des souffrances mentales, physiques, somatiques et organiques, il est question, essentiellement, des modes de dépossession du corps et des limites de sa restitution et de sa réhabilitation dans les fonctions thérapeutiques, humaines et sociales.

Il est question aussi des possibilités d'ajustement à l'angoisse, développées par et pour le malade et son environnement familial et social, ainsi que de renforcement du soutien social perçu où le symptôme est organisé comme une parole du malade sur lui-même et sur ses rapports au groupe[324]. Il est évident que les réponses à la maladie ne seront pas homogènes dans un diagnostic cardiaque, cancéreux ou psychiatrique. Mais souvent, le corps recadré, reformulé et réparé ne trouve plus de jonctions avec un ensemble social et psychosocial où il ne peut plus être parlé, reconnu et désiré, ou alors sur un mode déficitaire et dysharmonique, avec une organisation de dépendance et de fragilité du malade et de culpabilité dominante chez ses interlocuteurs.

Dans le champ des pratiques de santé, l'éthique clinique fonde les objets divers du rapport à la douleur et à la souffrance psychique, au dicible et au sécable dans les protocoles de soins et de prise en charge. Ces protocoles indiquent, pour le praticien et pour le malade, les modes d'aliénation et de restitution du corps et les contextes de l'introjection de l'imaginaire social dans les représentations des acteurs institutionnels. Il sera possible d'envisager la protection des émotions (liées à la qualité de personne et à l'essence humaine de la vie et de la mort) qui fonde la filiation symbolique et donne du sens aux symptômes et à la vie.

---

[324] S'HABOU, A. *Op. cit.*

Bibliographie

AGMAN, G. « L'intolérance au silence des adolescents », *Dialogue*, 74, 1981 : 21-31.

ANAUT, M. (2005). *Soigner la famille.* Paris, A. Colin.

ANAUT, M. (2003). *La résilience. Surmonter les traumatismes.* Paris, Nathan.

ANSART, P. (1983). *La gestion des passions politiques.* Lausanne, L'Age d'Homme.

AUBIN, D. « Rejoindre les jeunes de la rue », *Prisme*, 37, 2002 : 144-150.

AUDOLLENT, D. G. et FAYARD, D. (1999). *Combattre l'exclusion.* Toulouse, Les Editions Milan.

AUGE, M. et HERZLICH, C. (1983). *Le sens du mal. Anthropologie, histoire, sociologie de la maladie.* Paris, Les Archives contemporaines.

AROUA, A. (1990). *L'Islam et la morale des sexes.* Alger, OPU.

AUTES, M. « Souffrance psychique : une notion carrefour », 2_CPER_souffrance (*s.d.*) [en ligne].

BASQUIN, N. et BASQUIN, M. « Quelques remarques sur la psychodynamique de l'adoption », *Lieux de l'Enfance*, 42, 1986 : 125-137.

BEGOIN, J. (2002). « La problématique du deuil et le métabolisme de la souffrance psychique », *in Le deuil*, Amar, N., Couvreur, C. et Hanus, M. (dir.), Alger, Sarp.

BENASAYAG, M. et SCHMIT, G. (2006). *Les passions tristes.* Paris, La Découverte.

BENGHOZI, P. (2010). « Résilience familiale et communautaire de la honte et de l'humiliation », *in* DELAGE, M. et CYRULNIK, B. (dir.). *Famille et résilience.* Paris, Odile Jacob : 87-110.

BERNARD, M. (1976). *L'expressivité du corps.* Paris, Delarge.

BERGER, M. et RIGAUD, C. « Différence entre travail de deuil et travail de séparation », *Prisme*, 36, 2001 : 44-52.

BERGER, M. (1997). *L'enfant et la souffrance de la séparation : divorce, adoption, placement.* Paris, Dunod.

BERGERET, J. et HOUSER, M. (2006). « Les enjeux affectifs de la vie fœtale », *in* BERGERET, J., SOULÉ, M., GOLSE, B. (dir.). *Anthropologie du fœtus.* Paris, Dunod : 149-179.

BERGERET, J. et *al*, (2004). *Psychologie pathologique.* Paris, Masson.

BERGERET, J. « Violence et "homosexualité" à l'adolescence », *Champs. Psychopathologies et clinique sociale*, Constantine, Médersa, Vol. 2, 3-4, *Enfances*, 2006 : 133-142.

BILHERAN, A. (2009). *L'autorité.* Paris, A. Colin.
BLAYA, C. (2006). *Violences et maltraitances en milieu scolaire.* Paris, A. Colin.
BLIN, J. F. et GALLAIS-DEULOFEU, C. (2001). *Classes difficiles : des outils pour prévenir et gérer les perturbations scolaires.* Paris, Delagrave.
BOIMARE, S. (2001). *L'enfant et la peur d'apprendre*, Paris, Dunod.
BONNET, A. et FERNANDEZ, L. (2007) *Psychopathologie.* Paris, Dunod.
BOUCEBI, M. (1984). « Psychopathologie du couple algérien », *in Maladie mentale et handicap mental*, Alger, ENAL.
BOUCEBI, M. et YAKER, A. « Milieu institutionnel très défavorable et carences graves, précoces, durables de soins maternels », *Enfance*, janvier-avril 1976.
BOUHDIBA, A. (1982). *La sexualité en Islam.* Paris, PUF.
BOURDIEU, P. (1980). *Le sens pratique.* Paris, Minuit.
BRACONNIER, A. et *al.* (2006). *Introduction à la psychopathologie.* Paris, Masson.
BREHM-SHARON, S. (1990). « Les relations intimes », *in* S. Moscovici, *Psychologie sociale*, Paris, PUF.
BROHM, J. M. (2001). *Le corps analyseur. Essais de sociologie critique.* Paris, Economica.
BRUCHON-SCHWEITZER, M. et DANTZER, R. (2003). *Introduction à la psychologie de la santé.* Paris, PUF.
BYDLOWSKI, M. « La transparence psychique », *Etude freudienne*, 32, 1999 : 2-9.
BYDLOWSKI, M. « Les enfants du désir, le désir d'enfant dans sa relation à l'inconscient », *Psychanalyse à l'Université*, Vol IV, 13, 1973.
CAREL, A. « Le processus d'autorité », *Revue française de psychanalyse*, 1, Vol. 66, 2002 : 21-40, Paris, PUF.
CASTETS, B. (1982). *La mort de l'autre.* Toulouse, Privat
CATHELINE, N. (2007). *Psychopathologie de la scolarité.* Paris, Dunod.
CHABERT, C. et al. (2005). *Figures de la dépression.* Paris, Dunod.
CLEMENT, R. (1993). *Parents en souffrance.* Paris, Stock.
CLEMENT, R. « Parentalité et dysparentalité », *Le groupe familial.* Paris, FNEPE, 112, 1985.
CLERO, J. P. (2007). *Qu'est-ce que l'autorité ?* Paris, Vrin.
COHEN, F. « L'enfant impossible », *Perspectives psychiatriques*, 4, 1978 : 358-365.
CORCOS, M., JEAMMET, Ph. et *al.* (2005). *Les dépressions à l'adolescence.* Paris, Dunod.

COSER, L. A. (1970). « Les fonctions des conflits sociaux », *in* Lévy A., *Psychologie sociale.* Paris, Dunod.

CUKIER-HEMEURY, F. « Filiations, ruptures, perspectives », *Nouvelle revue d'ethnopsychiatrie*, 21, 1993.

CYRULNIK, B. (2000). *Les nourritures affectives.* Paris, Odile Jacob.

CYRULNIK, B. (2000). « La résilience ou le ressort intime », *in* POURTOIS, J.-P. et DESMET, H. (Eds). *Relation familiale et résilience*, Paris, l'Harmattan : 95-111.

DELAGE, M. et CYRULNIK, B. (dir.), (2010). *Famille et résilience.* Paris, Odile Jacob.

DELDIME, R. et DEMOULIN, R. (1994). *Introduction à la psychopédagogie.* Bruxelles, De Boeck.

DELION, P. et *al.* (2004). *La chronicité en psychiatrie aujourd'hui. Historicité et institution*, Ramonville-Saint-Agne, Erès.

DE NEUTER, P. et BASTIEN, D. (2007). *Clinique du couple*, Ramonville-Saint-Agne, Erès, 2007.

DENIS, P. (2002). « Nostalgie, entre deuil et dépression », *in Le deuil*, N. Amar, C. Couvreur et M. Hanus, (dir.), Alger, Sarp.

DESCAMPS, M. A. (1986). *L'invention du corps.* Paris, PUF.

DOLTO, F. (1987). *Tout est langage.* Paris, Vertige du Nord/Carrère.

DOLTO, F. (1985). *La cause des enfants.* Paris, R. Laffont.

DOUVILLE, O. (2008). « Adolescence, errance, exclusion », *in* Furtos, J., *Les cliniques de la précarité. Contexte social, psychopathologie et dispositifs.* Paris, Masson : 144-160.

DOUVILLE, O. « Travail clinique avec des enfants et adolescents issus de la migration », *Champs. Psychopathologies et clinique sociale*, Constantine, Médersa, Vol. 2. 2, *Nouvelles socialités. Nouveaux symptômes*, 2006 : 11-20.

DUMAS, J. (2005). *L'enfant anxieux.* Bruxelles, De Boeck.

EBETINGER, R. « La problématique du corps chez l'adolescent », *Information psychiatrique*, 47, 1971 : 607-614.

EIGUER, A. « Mythe familial, mythe social, mythe du couple », *Dialogue*, 94, 1984 : 86-102.

EHRENBERG, A. (1998). *La fatigue d'être soi : dépression et société.* Paris, Odile Jacob.

FAVRE, D. (2007). *Transformer la violence des élèves.* Paris, Dunod.

FERNANDEZ, F., LEZE, S. et MARCHE, H. (2009). *Le langage social des émotions. Étude sur les rapports du corps et de la santé*, Paris, Economica.

FISCHER, G. N. et TARQUINIO, C. (2006). *Les concepts fondamentaux de la psychologie de la santé.* Paris, Dunod.

FOUCAULT, M. (1983). *Naissance de la clinique.* Paris, PUF.

FOUCAULT, M. (1976). *Histoire de la sexualité.* 1. La volonté de savoir, Paris, Gallimard.

FRESCO, N. et Sylvestre D. « Faire un enfant », *Nouvelle revue de psychanalyse*, 19, 1979.

FREUD, S. (1982). *Essais de psychanalyse appliquée.* Paris, Gallimard.

FREUD, S. (1977). « Deuil et mélancolie », *Métapsychologie.* Paris, Gallimard.

FREUD, S. (1971) ; *Malaise dans la civilisation* ; Paris, PUF.

FREUD, S. (1971). *Trois essais sur la théorie de la sexualité.* Paris, Gallimard.

FROGNEUX, N., De Neuter, P. et *al.* (2009). *Violences et agressivités au sein du couple.* Louvain-la-Nouvelle, Académia-Bruylant.

FURTOS, J. (2008). *Les cliniques de la précarité. Contexte social, psychopathologie et dispositifs.* Paris, Masson.

GAVARINI, L. (2001). *La passion de l'enfant.* Paris, Denoël.

GIRARD, R. (1972). *La violence et le sacré.* Paris, Grasset.

GODARD, F. (1992). *La famille, affaire de générations.* Paris, PUF.

GOLDSTEIN J., FREUD, A. et SOLNIT, A. J. (1978), *Dans l'intérêt de l'enfant ? Vers un nouveau statut de l'enfance.* Paris, ESF.

GOLSE, B. (2003). « Transmettre la transmission : un point commun aux différentes thérapies conjointes parents-enfants », *in* AÏN, J. et *al. Transmissions.* Ramonville-Saint-Agne, Erès.

GREEN, A. « Le mythe : objet transitionnel collectif », *Le temps de la réflexion*, Paris Gallimard, 1980.

GUEX, G. (1973). *La névrose d'abandon.* Paris, PUF.

GUILLOT, J. (dir.), (1981). *Cultures et psychothérapies.* Paris, ESF.

GUILLAUMIN, J. « Besoin de traumatisme et adolescence, hypothèse psychanalytique sur une dimension cachée de l'instinct de vie », *Adolescence*, GREUPP, 3. 1, 1985 : 127-137.

GUTTON, Ph. « Parentalité », *Champs. Psychopathologies et clinique sociale*, Constantine, Médersa, vol. 2, 3-4, *Enfances*, 2006 : 143-166.

GUTTON, Ph. (2002). *Violence et adolescence.* Paris, Inpress éditions.

GUTTON, Ph. (1996). *Adolescens.* Paris, PUF.

GUYOTAT, J. « Le lien de filiation et sa structure », *Psychiatrie française*, 3, 1981 : 344-350.

GUYOTAT, J. « Grille pour un repérage des singularités de la filiation », *Psychanalyse à l'Université*, T. 4, 16, 1979.

HANUS, M. (2002). *La résilience à quel prix ?* Paris, Maloine.

HANUS, M. « Deuil et adolescence », *Prisme*, n° 36, 2001 : 53-61.

IBN KHATIR, I. (2000). *L'exégèse du Coran*, vol 1-4, trad. HARKAT A., Beyrouth, Dar el kotob el ilmiya.

ION, J. et *al.* (2005). *Travail social et souffrance psychique.* Paris, Dunod.

JACQUES, P. « Souffrance psychique et souffrance sociale », *Pensée plurielle*, Bruxelles, De Boeck, 2, 8, 2004 : 21-29.

JANIN, C. « Les séductions de la réalité : Eléments pour une topique du traumatisme », *Revue Française de psychanalyse*, L, 6, 1988.

JEAMMET, Ph. et CORCOS, M. (2001). *Evolution des problématiques à l'adolescence. L'émergence de la dépendance et ses aménagements.* Paris, Doin.

JEAMMET, Ph., R, EYNAUD, M. et CONSOLI, S. (1980). *Psychologie médicale.* Paris, Masson.

KAËS, R. « Souffrance psychique et violence de civilisation », *Rhizome,* N° 5- Juillet 2001, Dossier *La souffrance psychique.*

KAËS, R. (1979). « Introduction à l'analyse transactionnelle », *in* KAËS, R. *Crise, rupture et dépassement.* Paris, Dunod.

KHAN, M. « Ne pas se souvenir de soi-même », *Nouvelle revue de psychanalyse*, 15, 1977 : 59-67.

KORB, S. (2009). « La régulation des émotions », *in* SANDER, D. et SCHERER, K. R. (dir.). *Traité de psychologie des émotions.* Paris, Dunod.

KREISLER, L., SOULÉ, M. et FAIN, M. (1981). *L'enfant et son corps.* Paris, ESF.

KREMER-MARIETTI, A. (1978). *Lacan et la rhétorique de l'inconscient.* Paris, Aubier-Montaigne.

LACAN, J. (1984). *Les complexes familiaux en pathologie.* Paris, Navarin.

LABAT, S. (2010). *La France réinventée. Les nouveaux bi-nationaux franco-algériens.* Paris, Publisud.

LAGRANGE, H. (2001). *De l'affrontement à l'esquive : violences, délinquances et usages de drogues.* Paris, Syros.

LAPLANCHE, J. et PONTALIS, J. B. (1974). *Vocabulaire de la psychanalyse.* Paris, PUF.

LAPLANCHE, J. et PONTALIS, J. B. « Fantasmes originaire, fantasme des origines, origine du fantasme », *Les Temps modernes*, 215, 1964.

LAPLANTINE, F. (1985). *Anthropologie de la maladie.* Paris, Payot.

LANGEVIN, A. « Planification des naissances : de l'idée de nombre à l'idée de moment, » *Dialogue*, 72, 1981 : 11-24.

LANGEVIN, L. (1999). *L'abandon scolaire.* Québec, Les Editions Logiques.

LAUNAY C. et ROUILLARD, C. « L'adoption favorise-t-elle la conception ? », *Lieux de l »enfance*, 1986 : 149-161.

LAURENT, M. (1999). « Violence des processus pubertaires », *in* RAOULT, P.A. (dir.), *Souffrances et violences. Psychopathologie des contextes familiaux*, Paris, L'Harmattan.

LAURU, D. (2004). *La folie adolescente. Psychanalyse d'un âge en crise.* Paris, Denoël.

LE BRETON, D. (2005). *Anthropologie du corps et modernité.* Paris, PUF.
LE BRETON, D. (1998). *Les passions ordinaires. Anthropologie des émotions.* Paris, A. Colin.
Lecomte J. « Qu'est-ce que la résilience », *Pratiques psychologiques*, 1, 2002 : 7-14.
LE FOYER DE COSTIL, G. (2005). « Le terrorisme du XXIe siècle ou la privatisation de la violence collective », *in* BORMANS, C. et MASSAT, G. (dir.). *Psychologie de la violence.* Paris, Studyrama : 206-214.
LELONG, S. (1998). *Fantasme maternel et folie.* Paris, l'Harmattan.
LEMAIRE, J. G. (1979). *Le couple : sa vie, sa mort.* Paris, Payot.
LEMPET, B. (1997). *Les violences à l'école.* Paris, Audijuris Ed.
LINARES, J.-L. (2008). *Des abus et autres maltraitances.* Bruxelles, De Boeck.
LOUIS, J.M. et RAMOND, F. (2010). *L'élève contre l'école. Scolariser les « a-scolaires ».* Paris, Dunod.
LOUX, F. « Du sevrage à la mort, l'apprentissage de la séparation », *Dialogue*, 72, 1981 : 65-72.
LUBTCGANSKY, J. (2002). « Travail du deuil, douloureuse souffrance », in AMAR, N., COUVREUR, C. et HANUS, M. (dir.), *Le deuil.* Alger, Sarp.
MAISONDIEU, J. (1997). *La fabrique des exclus.* Paris, Bayard.
MARCELLI, D. (2009). *Enfance et psychopathologie.* Paris, Masson.
MARCELLI, D, Braconnier A. (2008). *Psychopathologie de l'adolescent.* Paris, Masson.
MARGOLIS, G. J. « Identité et secret », *Nouvelle revue de psychanalyse*, 14, 1976 : 131-140.
MARTY, F. (dir.). (1997). *L'illégitime violence : la violence et son dépassement à l'adolescence.* Ramonville-Saint-Agne, Erès.
MARTY, P. (1981). *Les mouvements individuels de vie et de mort. Essai d'économie psychosomatique.* Paris, Payot, 1981.
MARVEY, G. (1977). *Le couple malade.* Paris, Masson.
MEIRIEU, P. (1993). *L'envers du tableau. Quelle pédagogie pour quelle école ?* Paris, ESF.
MEKKI-BERRADA, A. (1997). *La portée thérapeutique et herméneutique de la Baraka.* Ottawa, Bibliothèque nationale du Canada [ressource en ligne].
MENDEL, G. (2006). *Une histoire de l'autorité.* Paris, La Découverte.
MENDEL, G. (1972). *Anthropologie différentielle.* Paris, Payot.
MERDACI, M. (2011a). *Psychopathologies de l'adulte.* Constantine, Médersa.
MERDACI, M. (2011b). *Psychopathologies de l'enfant et de l'adolescent.* Constantine, Médersa.

MERDACI, M. « Versions et souffrances du corps dans les sociétés du Maghreb », *Cahiers internationaux de psychologie sociale*, Editions de l'Université de Liège, 91, 2011c : 295-311.
MERDACI, M. (2010a). *Une psychologie du champ algérien. Éléments de clinique sociale*, Alger, OPU.
MERDACI, M. (2010b). *Psychopathologie de la violence. Monographie descriptive.* Constantine, Médersa.
MERDACI, M. (2010c). *Adolescence. Une clinique sociale.* Constantine, Médersa.
MERDACI, M. (2009a). *Folies et clinique sociale en Algérie.* Paris, L'Harmattan.
MERDACI, M., « Le secret de l'adoption. Clinique de la révélation et du silence », *Cahiers de psychologie clinique*, Bruxelles, De Boeck, *Du secret*, 32, 2009b : 89-100.
MERDACI, M. « Clinique sociale du champ algérien. Psychopathologie des conduites à l'adolescence », *Pratiques psychologiques*, Paris, Elsevier-Masson, Vol. 15, n°3, 2009c : 311-325.
MERDACI, M. (2007a). *Enfants abandonnés en Algérie. Une clinique des origines.* Paris, L'Harmattan.
MERDACI, M. « Clinique sociale des jeunesses en Algérie », *Migrations Santé*, 131, 2007b : 63-81.
MERDACI, M. (2006a). *Enfance et violences. Psychopathologies.* Constantine, Médersa.
MERDACI, M. « Clinique sociale de l'échec scolaire de l'enfant et de l'adolescent », *Champs. Psychopathologies et clinique sociale*, Constantine, Médersa, Vol. 2, 3-4, *Enfances*, 2006b : 167-180.
MERDACI, M. « Argumentaire de la clinique sociale », *Champs. Psychopathologies et clinique sociale*, Constantine, Médersa, Vol. 1, 1, *Repenser la violence*, 2005a : 7-15.
MERDACI, M. (2005b). *Enfance et drogues. Stratégies préventives.* Constantine, Médersa.
MERDACI, M. « Sexualité du voile. Pouvoirs et clinique sociale du corps », *Revue internationale Sud/Nord*, « Folies et cultures », Ramonville-Saint-Agne, Erès, *Pouvoirs*, 20, 2005c : 73-80.
MERDACI, M. (2005d). *Organisations psychopathologiques.* Constantine, Médersa.
MERDACI, M. « Mythes et aliénation structurante. Éléments pour une anthropologie de l'identité », *Sciences humaines*, 18, 2002 : 69-73.
MESTRE, Cl. « Grossesse et naissance en migration. La solitude des femmes », *Champs. Psychopathologies et clinique sociale*, Constantine, Médersa, vol. 2, *Nouvelles socialités. Nouveaux symptômes*, 2006 : 21-29.
MINDER, M. (1999). *Didactique fonctionnelle.* Bruxelles, De Boeck.

MOKDAD, M. « Un pour toutes. Toutes pour un : de la co-maternité comme maltraitance », *Champs. Psychopathologies et clinique sociale*, Constantine, Médersa, Vol. 3, 5, *Maltraitances*, 2007 : 51-70.

NASIO, J. D. (1996). *Le livre de la douleur et de l'amour*. Paris, Payot.

NEUBERGER, R. (1984). *L'autre demande*. Paris, ESF.

NEUTER (de), P. et BASTIEN, D. (2007). *Clinique du couple*. Ramonville-Saint-Agne, Erès.

NOËL, J. (1986). « Le pouvoir de fabriquer des parents », *in Les soignants à risques*, M. Soulé (dir.), Paris, ESF : 65-78.

PAICHELER, G. et MOSCOVICI, S. (1982). « Suivisme et conversion », in Moscovici S., *Psychologie sociale*, Paris, PUF.

Pain, J. (2006), *L'école et ses violences*, Paris, Ed. Economica.

PEDROT, Ph., « Filiations biologiques et filiations sociales », *Nouvelle revue d'ethnopsychiatrie*, 21, 1993.

PERNIN, D. et GUELFI, C. « Désir pathologique de grossesse », *Psychiatrie du praticien*, 5, 1981,

PERRON, R, AUBLÉ, J.-P. et COMPAS, Y. (2005). *L'enfant en difficultés. L'aide psychologique à l'école*. Paris, Dunod.

PERNIN, D. et GUELFI, C. « Désir pathologique de grossesse », *Psychiatrie du praticien*, 5, 1981,

PERRY, J. C. (2004). *Échelles d'évaluation des mécanismes de défense*. Paris, Masson.

PHAM-SCOTTEZ, A. et *al.* (2005). « Aspects cliniques, classifications, épidémiologie, comorbidité », *in* CORCOS, M. et *al. Les dépressions à l'adolescence*. Paris, Dunod.

PILOZ, L. (1999). *Maîtriser la violence à l'école*. Bruxelles, De Boeck.

POURTOIS, J.-P. et DESMET, H. « Parents, agents de développement », *Champs. Psychopathologies et clinique sociale*, Constantine, Médersa, vol. 3-5, *Maltraitances*, 2007 : 13-35.

POURTOIS, J.-P. et DESMET, H. (éds), (2000a). *Relation familiale et résilience*. Paris, l'Harmattan.

POURTOIS, J.-P. (éd) et *al*, (2000b). *Blessure d'enfant. La maltraitance : théorie, pratique et intervention*. Bruxelles, De Boeck.

PUYUELO, R. (1991), *L'anxiété de l'enfant*. Paris, Privat.

RAOULT, P. A. (dir.), (2008). *Souffrances et violences. Psychopathologie des contextes familiaux*. Paris, L'Harmattan.

RESNIK, S. (1978). *Personne et psychose. Études sur le langage du corps*. Paris, Payot.

RETEL-LAURENTIN, A. (1995). *Etiologie et perception de la maladie dans les sociétés modernes et traditionnelles*. Paris, L'Harmattan.

REVAULT D'ALLONES, C. « Aspects politiques de la sexualité », *Dialogue*, 44, 1974 : 25-35.

REVEYRAND, O. (1984). « Étiologie et perception de la maladie dans les sociétés moderne » et traditionnelles », *Synthèse du Colloque national d'anthropologie médicale*, Paris, CNRS.

REY, Y. « Un rituel thérapeutique : du secret familial aux secrets non partagés », *Dialogue*, 70, 1980 : 21-31.

RICOEUR, P. « La souffrance n'est pas la douleur », *Autrement*, 12, 1994.

ROCHETTE, J. (2008). « Précarité et périnatalité précoce : 40 jours pour transformer le désordre aléatoire en "chaos organisé" », *in* FURTOS J., *Les cliniques de la précarité. Contexte social, psychopathologie et dispositifs*, Paris, Masson : 98-113.

RUFFIOT, A. « Fonctions mythopoïétiques de la famille », *Dialogue*, 70, 1980 : 3-19.

SAFOUAN, M. (1976). *La sexualité féminine dans la doctrine freudienne*. Paris, Seuil.

SALIBA, J. « Le corps et les constructions symboliques », *Socio-anthropologie*, n°5, 1999 [en ligne].

S'HABOU, A. (1991). « La médecine traditionnelle au cœur d'un système symbolique », *in* LACOSTE, C. et Y. (dir.). *L'Etat du Maghreb*, Paris, La Découverte.

SAMI, Ali M. (1984). *Corps réel, corps imaginaire*. Paris, Dunod.

SEARLES, H. « L'effort pour rendre l'autre fou. Un élément dans l'étiologie et la psychothérapie de la schizophrénie », *Champs. Psychopathologies et clinique sociale*, Constantine, Médersa, Vol. 4, 8, *Folies singulières*, 2008 : 47-79.

SENARCLENS, M. (de) et FISCHER, W. (1978). *Aménorrhée : féminité impossible ?* Paris, Masson.

SCACHT, L. « La découverte de l'historicité », *Nouvelle revue psychanalytique*, 15, 1977 : 69-80.

SCHELSKY, A. (1968). *Sociologie de la sexualité*. Paris, Gallimard.

SCHNEIDER, M. (1988). *Le trauma et la filiation paradoxale*. Paris, Ramsay.

SCHWARTZ, D. « Importance de la durée d'infécondité dans l'appréciation de la fertilité du couple », *Population*, 2, 1981 : 237-250.

SILLAMY, N. (1980). *Dictionnaire encyclopédique de la psychologie*. Paris, Bordas.

SMIRNOFF, V. F. « Pouvoir sexuel », *Nouvelle revue de psychanalyse*, 8, 1973 : 179-194.

SOULÉ, M. et *al.* (1984). *Le nouveau roman familial*. Paris, ESF.

SOULÉ, M. (1983). « L'enfant dans la tête, l'enfant imaginaire », *in La dynamique du nourrisson*, Paris, ESF : 135-175.

SOW, I. (1981). « Les femmes sous tutelle masculine », *in* LACOSTE, C. et Y. (dir.). *L'état du Maghreb*. Paris, La Découverte.

TASSEL, A. (2005). « Violence et adolescence : au fil du tag », *in* BORMANS C, MASSAT, G. (dir.), *Psychologie de la violence*, Paris, Studyrama : 157-172,

THERME, P. (1996). *Échec scolaire*. Paris, PUF.

TORDJMAN, G. (1973). *La maladie conjugale*. Paris, Denoël.

TURSZ, A. et *al* (1993). *Adolescence et risque*. Paris, Syros.

TYRODE, Y. et BOURCET, S. (2006). *La violence des adolescents. Clinique et prévention*. Paris, Dunod.

VANIER, A. « L'angoisse comme névrose », *Magazine littéraire*, 422, juillet-août, 2003.

VASQUEZ, A. (1996). *Socialisation à l'école*. Paris, PUF.

VERDIER, P. et SOULÉ, M. (1986). *Le secret sur les origines*. Paris, ESF.

VERGELY, B. (1997). *La souffrance. Recherche du sens perdu*. Paris, Gallimard.

VIVET, P. et DEFRANCE, B. (2001). *Violences scolaires*. Paris, Syros.

WACJMAN, C. (2007). *Adolescence et troubles du comportement en institution*. Paris, Dunod.

WATZLAWICK, P. et *al.* (1972). *Une logique de la communication*. Paris, Seuil.

WATZLAWICK, P. et *al.* (1975). *Changements*. Paris, Seuil.

WETZEL, N. A. « Solidarité avec la mort », *Dialogue* 72, 1981 : 73-82.

WIEVORKA, M. (2005). « Les problèmes de la reconstruction identitaire », *Le devoir de mémoire et les politiques du pardon*, Québec, Presses universitaire du Québec : 63-74.

WIDLÖCHER, D. (1986). *Les logiques de la dépression*. Paris, Fayard.

WINNICOTT, D. W. (1982). *L'enfant et le monde extérieur*. Paris, Payot.

WINNICOTT, D. W. « La crainte de l'effondrement », *Figures du vide, Nouvelle revue de psychanalyse*, 11, 1975 : 35-44.

Table des matières

Santé et Médecine aux éditions L'Harmattan

Dernières parutions

MYTHE (LE) INFIRMIER – Ou le pavé dans la mare !
Nadot Michel
Dans une grande partie de l'espace francophone, il existe des facultés de sciences infirmières. Mais en quoi les soins infirmiers sont-ils infirmiers ? Alors que des milliers de personnes se réclament du terme infirmier, celui-ci reste d'origine méconnue et relève du mythe derrière lequel toute une profession s'abrite. C'est l'histoire d'un mot que propose cet ouvrage sur le soin, à partir de recherches historiques inédites permettant à une profession de retrouver la mémoire.
(Coll. Ethique et pratique médicale, 25.50 euros, 256 p.)
ISBN : 978-2-296-99288-7, ISBN EBOOK : 978-2-296-50465-3

SANTÉ : QUE FAIRE POUR SAUVER NOTRE SYSTÈME ?
Prieur Christian
Pour renoncer au financement à crédit de notre système de santé, il faut à la fois réguler les dépenses de santé en adaptant le système productif de soins aux nouvelles maladies comme aux nouvelles techniques médicales et financer les dépenses en faisant appel aux différents types de ressources affectées à la santé (financement solidaire de l'assurance maladie obligatoire, financement mutualisé des complémentaires et paiement direct par les ménages dans le respect de la justice et de la solidarité).
(20.00 euros, 204 p.)
ISBN : 978-2-296-99088-3, ISBN EBOOK : 978-2-296-50088-4

OSTÉOPATHIE (L') D'A.T STILL ET CE QUI S'ENSUIT
ou Ostéopathie et étiomédecine
Ferrero Daniel - Préface de Jean-Luc Michel
Que vous soyez thérapeute, patient ou curieux d'entrevoir une partie de la fantastique complexité de l'être humain, cet ouvrage vous plonge dans une découverte fascinante : celle de l'étiomédecine, inventée par le Dr Jean-Louis Brinette et dont Daniel Ferrero est un des tout premiers disciples. Ce type de traitement est déroutant puisqu'il consiste à rechercher, par l'intermédiaire de la prise du pouls, l'information qui décrit les causes de la pathologie.
(16.50 euros, 164 p.) ISBN : 978-2-296-99677-9, ISBN EBOOK : 978-2-296-50253-6

PIED, CHAUSSURE, BOITERIE – Le pied ne parle pas, et pourtant...
Sebald Madeleine, Cerisier Yvanne - Préface de Robert Hoellerer
La bipédie est apparue au cours de l'évolution du vivant. Le pied est devenu le support obligé du corps, toujours en train de négocier avec les 28 os aux

formes bizarres qui le structurent. Les auteurs portent un regard attentif sur le pied et la chaussure, dans les récits mythologiques, les contes, les oeuvres littéraires, celles touchant à la spiritualité, au satanisme, et ont également souligné l'importance du pied et de son contenant dans le comportement de l'homme.
(25.00 euros, 244 p.)

ISBN : 978-2-296-99618-2, ISBN EBOOK : 978-2-296-50349-6

DARWIN, PASTEUR, KOCH ET FREUD DANS LE ROMAN
L'évolution et la santé dans la réalité et l'imaginaire européens
Grandordy Béatrice
Dans la seconde moitié du XIXe siècle, les découvertes scientifiques sont dues au génie de quelques-uns mais elles sont possibles parce que l'élite intellectuelle européenne, «réaliste», les appelle de ses voeux pour expliquer le monde et orienter la société à venir. Les artistes et gens de lettres font de la nouveauté scientifique un sujet en soi, l'occasion de moderniser le questionnement existentiel, et l'outil qui permet de faire de la création artistique un monde plus vrai que le quotidien.
(Coll. Santé et sciences humaines, 22.00 euros, 210 p.)

ISBN : 978-2-296-96428-0, ISBN EBOOK : 978-2-296-50145-4

CRI (LE) DE NINA
Quelle qualité de vie pour l'enfant polyhandicapé et sa famille ?
Saby Annie
Nina est la maman de Lise, jeune fille polyhandicapée. Alors même qu'elle pensait avoir trouvé un compromis avec sa colère, son cri retentit dans l'un de ses rêves. N'ayant d'autre issue que de se mettre à l'écoute d'elle-même, elle entreprend l'exploration de ce cri, écho de son profond silence. Ce voyage intérieur va lui permettre de retrouver le calme. Au travers de cette exploration, Nina nous parle de son quotidien de parent d'enfant handicapé.
(Coll. Technologie de l'action sociale, 10.00 euros, 60 p.)

ISBN : 978-2-296-99161-3, ISBN EBOOK : 978-2-296-50133-1

PASSEUR D'ESPÉRANCE – Itinéraire d'un parkinsonien
Du Pasquier Laurent
Atteint à 50 ans d'un mal incurable, la maladie de Parkinson, l'auteur décrit sa manière de ne pas sombrer dans le désespoir. Devenu pratiquement grabataire, il doit en passer par la stimulation électrique profonde, opération délicate de la «dernière chance», qui le changera en profondeur. Voici son itinéraire.
(21.50 euros, 216 p.)

ISBN : 978-2-296-99475-1, ISBN EBOOK : 978-2-296-50347-2

BIOTECHNOLOGIES : QUELLES CONSÉQUENCES SUR L'HOMME À VENIR ?
Procréation humaine, utilisation des cellules souches
Données scientifiques et réflexives à la portée de tous
Matthys-Rochon Elisabeth, Savatier Pierre
Cet ouvrage apporte des informations sur la reproduction humaine et sur les nouvelles technologies du vivant dont les conséquences inquiètent souvent

les citoyens. Une première partie rappelle les mécanismes impliqués dans la reproduction de l'espèce Homo Sapiens Sapiens, et une deuxième partie donne des faits et des analyses pluralistes permettant de réfléchir sur les aspects éthiques, sociétaux et philosophiques liés aux nouveaux modes de procréation.
(Coll. Biologie, écologie, agronomie, 11.50 euros, 88 p.)
ISBN : 9782-296-99452-2, ISBN EBOOK : 9782-296-50054-9

REPRÉSENTATIONS (LES) DE LA DOULEUR CHEZ LES PERSONNES SOIGNÉES
Contribution à la modélisation de la pensée sociale
Peoc'h Nadia
La recherche présentée dans cet ouvrage a pour objectif d'étudier la «douleur» comme objet de la relation de soin, dans un contexte lié à l'hospitalisation en s'appuyant sur le modèle de la psychologie sociale de la santé et le modèle de la pensée sociale. Les résultats indiquent que les conceptions de la douleur font référence à deux champs distincts : celui du temps du souffrir («il faut prendre son mal en patience») et celui de l'espace de partage en tant qu'influence réciproque et idéologique (c'est un mal pour un bien).
(Coll. Pratiques en formation, 32.00 euros, 312 p.) ISBN : 978-2-296-96578-2

MÉDECINE (LA) DES PERSONNES ÂGÉES
De la préhistoire à nos jours
Jean-Pierre Martin – Préface de Riaud Xavier
De nos jours, la prise en charge des personnes âgées est une question fondamentale qui préoccupe les pouvoirs publics. À travers un récit dense et documenté, l'auteur dépeint les implications du vieillissement sur les humains depuis la préhistoire jusqu'à aujourd'hui. C'est un véritable voyage initiatique dans le temps et une approche originale de la vieillesse que nous offre cette étude.
(Coll. Médecine à travers les siècles, 30.50 euros, 308 p.) ISBN : 978-2-296-55785-7

ET VOUS, DOCTEUR, ÇA VA ? – Parcours d'un médecin généraliste
Van Elslande Jean
Que se passe-t-il derrière la porte close du cabinet médical ? Qui accompagne les patients en fin de vie et assure les soins de premier recours ? Quelle est la place du spécialiste en soins primaires dans le système de santé ? Tour à tour «urgentiste», «psychiatre», «gynécologue», «pédiatre» et maître de stage, il devient éducateur-professeur et acteur de la vie publique. Entre cris d'amour et coups de gueule, ce sont 40 ans de la vie d'un généraliste au coeur de la cité qui se dévoilent à nous.
(25.00 euros, 256 p.) *ISBN : 978-2-296-96743-4*

DÉJÀ PRESQUE MORT MAIS ENCORE SI TERRIBLEMENT VIVANT
Fabrizi Jacques - Dessins de Jean Rustin
Depuis près de trente ans, l'auteur exerce la médecine générale. Après un cursus universitaire commun, son intérêt s'est porté sur la pratique des soins palliatifs et l'accompagnement des patients en fin de vie. Pourquoi ce choix ? Ce livre tente d'y répondre par une invitation à un singulier voyage, une pérégrination dans les arcanes de son roman familial, au coeur de l'intime.
(20.00 euros, 200 p.) *ISBN : 978-2-296-96198-2*

SAUVER L'ASSURANCE MALADIE
Vesale Jean
Nous sommes tous très attachés à l'assurance maladie, qui associe les grands principes de solidarité et d'humanisme. Cependant, le malaise hospitalier est réel, l'absence de médecins dans certaines zones pose problème, les déficits se creusent. Les contrôles macroéconomiques ont échoué. Ce livre est issu de l'expérience de personnalités ayant exercé la médecine et eu des responsabilités administratives importantes, et qui s'expriment ici à l'écart de toute influence corporatiste ou politique.
(18.00 euros, 180 p.) *ISBN : 978-2-296-96837-0*

ÉPOPÉE (L') DES GANTS CHIRURGICAUX
Germain Michel A.
L'usage du gant chirurgical est devenu aujourd'hui un élément fondamental et incontournable de la chaîne d'hygiène médicale au sein de toutes les structures de soins. Mais son parcours, de 1758 à nos jours, a connu une multitude de pérégrinations et d'aventures. C'est un récit unique en son genre que nous propose ce livre, riche en iconographie et archives de toutes sortes.
(Coll. Médecine à travers les siècles, 22.00 euros, 220 p.)
ISBN : 978-2-296-96692-5

ROMAN DE MADEMOISELLE L EN ATTENDANT LA GREFFE
Robert Laurent
10 ans d'attente, de crainte, d'espoir, de désespoir ; 10 ans d'angoisse, 10 ans d'attente, de larmes ; 10 ans de rires, de cris, de bonheur… 10 ans à attendre l'hypothétique greffe, mais 10 ans d'aventure. La vie est une tragédie. Peu importe la destination finale. L'important est d'accompagner un enfant vers son destin. Que la greffe se fasse, qu'elle réussisse, qu'elle échoue, rien n'a plus d'importance que la vie. Merci Laura pour ces 10 ans de chemin parcouru en commun.
(Coll. Au-delà du Témoignage, 11.50 euros, 90 p.) *ISBN : 978-2-296-96946-9*

A PROPOS DES PRATIQUES SOIGNANTES...
Qu'est-ce qui se transmet ?
Cahiers de l'IPSA N° 25
Sous la direction d'Alexandre Lévy, Claudine Colombier et Anne-Sophie Delaleu
Où soigner les pratiques, et comment ? De ce qui se transmet, en particulier lors de la formation du futur professionnel soignant, que reste-t-il sur le terrain ? Ce qui se transmet entre acteurs engagés dans les institutions, comment le traduire et l'interpréter ? Quels sont les apports aujourd'hui issus de la psychologie clinique ? Outre la place réservée à l'enseignement, qu'en est-il du ressort de l'expérience ?
(Coll. IPSA ANGERS, 15.50 euros, 152 p.) *ISBN : 978-2-296-96493-8*

L'HARMATTAN, ITALIA
Via Degli Artisti 15; 10124 Torino

L'HARMATTAN HONGRIE
Könyvesbolt ; Kossuth L. u. 14-16
1053 Budapest

ESPACE L'HARMATTAN KINSHASA
Faculté des Sciences sociales,
politiques et administratives
BP243, KIN XI
Université de Kinshasa

L'HARMATTAN CONGO
67, av. E. P. Lumumba
Bât. – Congo Pharmacie (Bib. Nat.)
BP2874 Brazzaville
harmattan.congo@yahoo.fr

L'HARMATTAN GUINÉE
Almamya Rue KA 028, en face du restaurant Le Cèdre
OKB agency BP 3470 Conakry
(00224) 60 20 85 08
harmattanguinee@yahoo.fr

L'HARMATTAN CAMEROUN
BP 11486
Face à la SNI, immeuble Don Bosco
Yaoundé
(00237) 99 76 61 66
harmattancam@yahoo.fr

L'HARMATTAN CÔTE D'IVOIRE
Résidence Karl / cité des arts
Abidjan-Cocody 03 BP 1588 Abidjan 03
(00225) 05 77 87 31
etien_nda@yahoo.fr

L'HARMATTAN MAURITANIE
Espace El Kettab du livre francophone
N° 472 avenue du Palais des Congrès
BP 316 Nouakchott
(00222) 63 25 980

L'HARMATTAN SÉNÉGAL
« Villa Rose », rue de Diourbel X G, Point E
BP 45034 Dakar FANN
(00221) 33 825 98 58 / 77 242 25 08
senharmattan@gmail.com

L'HARMATTAN TOGO
1771, Bd du 13 janvier
BP 414 Lomé
Tél : 00 228 2201792
gerry@taama.net

Achevé d'imprimer par Corlet Numérique - 14110 Condé-sur-Noireau
N° d'Imprimeur : 124415 - Dépôt légal : décembre 2015 - *Imprimé en France*

www.ingramcontent.com/pod-product-compliance
Lightning Source LLC
LaVergne TN
LVHW021210061026
849535LV00008B/2657
* 9 7 8 2 3 3 6 0 0 4 0 5 1 *